Jörg Linditsch

ABC
des
Grapefruitkerns

HEILANWENDUNGEN

VERLAG PETER ERD · MÜNCHEN

1. Auflage 1997
Umschlaggestaltung: Johanna Borde
Umschlagfotos: Gruner&Jahr, Hamburg
Illustrationen: Jörg Linditsch
Copyright © Verlag Peter Erd, München 1997

ISBN 3-8138-0452-6

Inhalt

Eine kleine
Grapefruitkern-Geschichte

April 1996

Nach einer langen, kalten Schlechtwetterperiode schien zum ersten Mal die Sonne. Die Natur wurde jäh aus ihrem Winterschlaf gerissen. Die Knospen verschiedenster Pflanzen, die sich in den letzten Wochen nur spärlich entwickelt hatten, öffneten sich, um die Wärme der ersten Sonnenstrahlen in sich aufzunehmen. Die Vögel zwitscherten aufgeregt und flogen mit wilden Zick-Zack-Bewegungen um das Pferdegestüt. Sie erweckten fast den Anschein, als wollten sie ihre vergnügte Stimmung auf alle Bewohner des Gestüts übertragen. Auch die Pferde konnten sich endlich wieder nach Herzenslust austoben. Sie durften heute zum ersten Mal auf die große Koppel, die für sie in den Wintermonaten nicht zugänglich war. Mit geblähten Nüstern jagten sie ungestüm über die große Wiesenfläche.

Conny und Peter, ein befreundetes Pärchen, lehnten an der Umzäunung der Koppel und beobachteten das wilde Treiben. Connys Pferd »Charmeur« stob mit einer kleinen Gruppe am nördlichen Koppelzaun entlang. Man spürte regelrecht das Feuer in dem rassigen Araberhengst lodern. Während er sich die Seele aus dem Leib rannte, riß er mit wuchtigen Bewegungen seinen Kopf hin und her. Dann wieder drängte er aus der Gruppe, buckelte unter lautem Wiehern und schlug übermutig mit den Hinterläufen aus. Ein anderes Tier schien über diese überschäumenden Gebärden ungehalten und wollte dem Treiben wohl Einhalt gebieten, indem es versuchte, Charmeur in den Rücken zu beißen. Charmeur seinerseits reagierte darauf recht empfindlich und bäumte sich bedrohlich vor dem anderen Tier auf. Plötzlich machte dieses eine Kehrtwende, trat mit seinen Hinterhufen in Richtung Charmeur und traf diesen sehr hart an seiner hinteren Flanke. Charmeur blieb zuerst wie vom Blitz getroffen stehen, schlug dann aber wie verrückt in alle Himmelsrichtungen aus und gab beängstigende Laute von sich.

Conny und Peter hatten die Szene mitverfolgt. Beim Anblick des verletzten Tieres wurde Conny plötzlich aschfahl. Sie versuchte, den Pferden durch Zurufe Einhalt zu gebieten, was natürlich keine Wirkung zeigte. So lief sie, immer wieder den Namen ihres Pferdes rufend, auf die Tiere zu. Als sie bei den Streithähnen angelangt war, hatte sich die Situation bereits weitgehend beruhigt. Charmeur humpelte etwas abseits der Gruppe. Als Conny ihn erreichte, wurde sie noch blasser. Er war völlig fertig, Schweiß rann an seinem zitternden Körper herunter, die Nüstern waren feuerrot und weitgeöffnet. An seiner hinteren Flanke rann Blut aus einer weit klaffenden Wunde. Conny hatte Mühe, ihre Tränen zurückzuhalten.

Peter stand etwas ratlos am Koppelzaun. Pferde wirkten auf ihn leider etwas beängstigend. Trotzdem zeigte er angesichts der angespannten Situation Mut und half Conny den armen, lahmenden Charmeur in seine Box zu bringen. Der Reitstallbesitzer eilte, einen Verbandskoffer unter den Arm geklemmt, sofort herbei.

»Oh Gott, sieh dir das an, sieh dir das nur an«, jammerte Conny und deutete auf die klaffende Wunde. In ihren Augen spiegelte sich Verzweiflung wider, und auf ihrer Stirn bildeten sich Sorgenfalten. Peter legte den Arm um ihre Schultern und versuchte, sie mit tröstenden Worten zu beruhigen. Die Wunde wurde desinfiziert und fachgerecht einbandagiert, um die Blutung zu stillen. Obwohl Charmeur auf uns noch einen etwas abgekämpften Eindruck machte, kaute er bereits wieder auf einem Ballen Stroh herum. Noch am selben Tag kam der Tierarzt vorbei, nähte die Wunde und verpaßte Charmeur sicherheitshalber eine Tetanus-Injektion, um eventuellen Wundinfektionen vorzubeugen. Auch Connys Aufregung legte sich allmählich. Die Sache war noch einmal glimpflich ausgegangen. Die Wunde war zwar tief, aber die Knochen waren Gott sei Dank nicht verletzt.

Einige Tage später, als Conny die Wunde inspizierte, mußte sie feststellen, daß sich an den Nahtstellen Entzündungsherde ausgebildet hatten, die ziemlich viel Eiter absonderten. Nach einem Kontrollbesuch des Arztes verordnete dieser Charmeur eine Antibiotikakur. Das Pferd wirkte an den darauffolgenden Tagen müde und hatte keine rechte Lust, sich aus dem Stall zu bewegen, was Conny fast mehr beunruhigte als die Wunde selbst. Eine Woche später schien die Wunde normales Aussehen zu haben und begann zu heilen. Kurze Zeit später bildeten sich jedoch wieder entzündete Stellen. Der Arzt kam und verschrieb nochmals Antibiotika, letztendlich mit dem Ergebnis, daß die Wunde sich immer mehr entzündete.

Conny hatte mir zu diesem Zeitpunkt schon von den Beschwerden ihres Pferdes erzählt. Ich wollte nicht unaufgefordert Ratschläge erteilen oder dem Arzt ins Handwerk pfuschen. Eines Abends waren meine Freundin Sigrid und ich mit Conny und Peter verabredet. Conny wirkte bedrückt und erzählte von den ergebnislosen Behandlungsversuchen. Im Laufe des Gesprächs fragte sie mich schließlich, ob ich nicht einen Rat aus der Naturheilmedizin wüßte, denn nun lehnte sie weitere Antibiotika-Behandlungen ab.

Zu dieser Zeit war ich noch teilweise in der EDV tätig und verfügte über einen Internet-Anschluß. Immer auf der Suche nach neuen Erkenntnissen und Verfahren der Naturheilmedizin, stieß ich eines Tages auf eine bemerkenswerte Abhandlung im Zentralserver (Computer) einer amerikanischen Universität. In dieser Abhandlung wurde über einen Extrakt, der aus Grapefruitkernen gewonnen wurde, berichtet. Laut dieser Studie wurde dem Extrakt ein enormes Heilpotential mit breitgefächertem Wirkungspektrum zugesprochen. Ich war, wie Sie sich vielleicht vorstellen können, vor Neugierde kaum zu halten und versuchte, zuerst über amerikanische Kontakte den Extrakt aufzutreiben. Als ich erfuhr, daß er in Europa erhältlich sei, wandte ich mich an mehrere einschlägige Adressen und erwarb schließlich ein Fläschchen des bis dahin kaum bekannten Grapefruitkern-Extrakts über einen Wiener Händler. Verschiedenste Selbstversuche zeigten, daß die Berichte über den Extrakt glaubwürdig waren.

Natürlich dachte ich an das Grapefruitkern-Extrakt, als Conny mich um Rat fragte. Ich organisierte für sie ein Fläschchen des flüssigen Extrakts und zusätzlich eines in Pulverform. Ich riet ihr zu täglichen Einreibungen der Wunde mit dem flüssigen Extrakt, der mit etwas Wasser angerührt wurde, und zusätzlichen Gaben des Pulvers mit dem Futter. Zum Pulver griff ich deshalb, weil der flüssige Extrakt ziemlich bitter schmeckt und dem Pulver die Bitterstoffe weitgehend entzogen sind. Ich konnte und wollte ihr keine Versprechungen machen, aber wenn ich mich auf die Erfahrungsberichte und meine eigenen Erfahrungen verlassen konnte, hegte ich doch die Hoffnung, daß Connys Pferd geholfen werden konnte.

Und so war es auch. Nach kurzer Zeit begannen sich die entzündeten Stellen zurückzubilden, und ein paar Tage darauf war die Wunde so gut wie verheilt. Conny war über diese Entwicklung überglücklich und bedankte sich mit einer Essenseinladung, bei der sie mir vor lauter Überschwenglichkeit eine Reitstunde auf ihrem heißgeliebten Charmeur anbot. Was im Grunde eine Ehre für mich bedeutet hätte, mußte ich leider mit säuerlichem Lächeln und einem herzlichen »Danke« ablehnen. Denn auch ich gehöre wie Peter zu denjenigen, die, trotz reitender Lebensgefährtin und einer Körpergröße von knapp zwei Metern, von Pferden gebührenden Abstand halten.

Die Geschichte des Grapefruitkerns

Jeder kennt sie unter der Bezeichnung Grapefruit, viele mögen sie, viele finden sie viel zu bitter, aber niemand konnte ahnen, welch unglaubliche Eigenschaften sich in ihren Kernen verbergen.

Man kann nicht genau sagen, wann und wie die Grapefruit in die westliche Welt gebracht wurde, auch nicht, wer ihr den lateinischen Namen Citrus paradisi gab und warum sie diesen vielsagenden Namen gegeben erhielt, wenn man bedenkt, daß über 60 Zitrusarten existieren.

Der Grapefruitbaum und der Pomelobaum sind sich in gewisser Hinsicht sehr ähnlich. Botaniker sind der Ansicht, daß es sich bei der Grapefruit um eine Mischung aus Orangen und Pomelofrucht handeln könnte. Der Pomelobaum wurde höchstwahrscheinlich im 12. Jahrhundert von den Arabern nach Spanien gebracht.

Man nimmt an, daß die Grapefruit ursprünglich in Indien beheimatet war. Ihre erste Erwähnung findet sie im 17. Jahrhundert, als sie auf der Karibikinsel Barbados entdeckt wurde. Möglicherweise stellt sich hier auch der Bezug zu ihrem Namen her, wenn man bedenkt, daß Barbados (vor seiner Eroberung durch die Tourismusbranche) wirklich ein Paradies gewesen sein mußte. Unterschiedlichen Berichten zufolge war es ein gewisser Kapitän Shaddock, der die exotische Frucht im 19. Jahrhundert nach Amerika brachte.

Seit 1823 wird die Grapefruit in Florida kultiviert. Die ursprünglich kleinen Plantagen haben sich aufgrund der großen Grapefruit-Nachfrage über die gesamten südlichen Bundesstaaten ausgebreitet. Alleine in Florida, wo die größten Grapefruitplantagen der Welt beheimatet sind, liegt der jährliche Ernteertrag an Grapefruitfrüchten bei 2,5 Millionen Tonnen. Die Grapefruit hat sich über die ganze Welt ausgebreitet und wird in allen warmen Gebieten der Erde kultiviert, was auch aufgrund der großen Beliebtheit der Frucht und dem aus ihr gewonnen Saft verständlich ist.

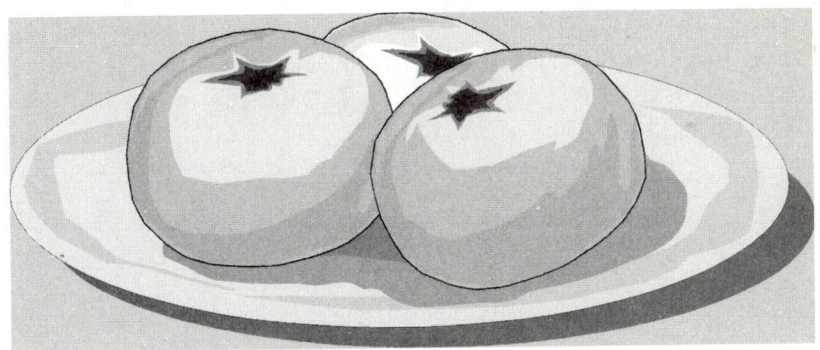

Der Grapefruitbaum

Der Grapefruitbaum (lat. Citrus paradisi) zählt zu den Zitruspflanzen, die allesamt der Gattung der Rautengewächse (lat. Rutaceae) angehören. Deren bekannteste Vertreter sind die Zitrone, die Orange, die Limone und die Bergamotte.

Der bis zu 7 Meter hohe Baum wächst bevorzugt auf sandigen Böden in feuchtwarmen Klimazonen knapp über dem Meeresspiegel. Die Blätter des immergrünen Grapefruitbaumes sind dunkelgrün, lederartig und glänzend. Zur Blütezeit trägt der Baum weiße, duftende Blüten. Durchschnittstemperaturen von 25° Celsius sind notwendig, um ein Gedeihen der Pflanze zu garantieren. Niedrige Temperaturen oder Frost zerstören sie.

Nach etwa 4-7 Jahren trägt der Grapefruitbaum seine ersten Früchte, die ein Durchschnittsgewicht (je nach Züchtung) von etwa 300 Gramm erreichen. Ein ausgewachsener Baum trägt pro Jahr bis zu 700 Früchte. Das Erntevolumen eines Baumes liegt pro Jahr zwischen 20 und 30 Kilo.

In den USA verbreitete sich die Grapefruit zuerst in Florida und danach langsam über die südlichen Bundesstaaten. Florida ist heute der größte amerikanische Grapefruitlieferant. Aber auch in Brasilien, Jordanien, Südafrika, Mexiko, Jamaika und Israel findet man riesige Grapefruitplantagen, die in die ganze Welt exportieren.

Die Entdeckung der Heilkräfte in den Grapefruitkernen

Wie die Wirkstoffe anderer Naturheilmittel, wurden auch die Heilkräfte der Grapefruitkerne zufällig entdeckt. Ein umsichtiger Hobbygärtner beobachtete bereits 1980, daß ausgerechnet die Grapefruitkerne, die er vor Tagen auf den Komposthaufen geworfen hatte, keine Verrottungserscheinungen zeigten. Wie der Zufall es will, war dieser Hobbygärtner hauptberuflich eigentlich Arzt mit Fachgebiet Immunologie. Das Phänomen weckte sein Interesse, und so ergab es sich schließlich, daß besagter Arzt, Dr. Jacob Harich, sich auf die Suche nach dem Geheimnis der Grapefruitkerne machte. Er wurde auch bald fündig, und schon nach kurzer Zeit konnten die ersten Untersuchungen ausgewertet werden, die allesamt ein sensationelles Ergebnis brachten. Die Substanzen der Grapefruitkerne schienen ein größeres Wirkungsspektrum als Antibiotika zu besitzen, ohne Nebenwirkungen nach sich zu ziehen.

Kurz darauf zeigten auch die ersten Institute ihr Interesse

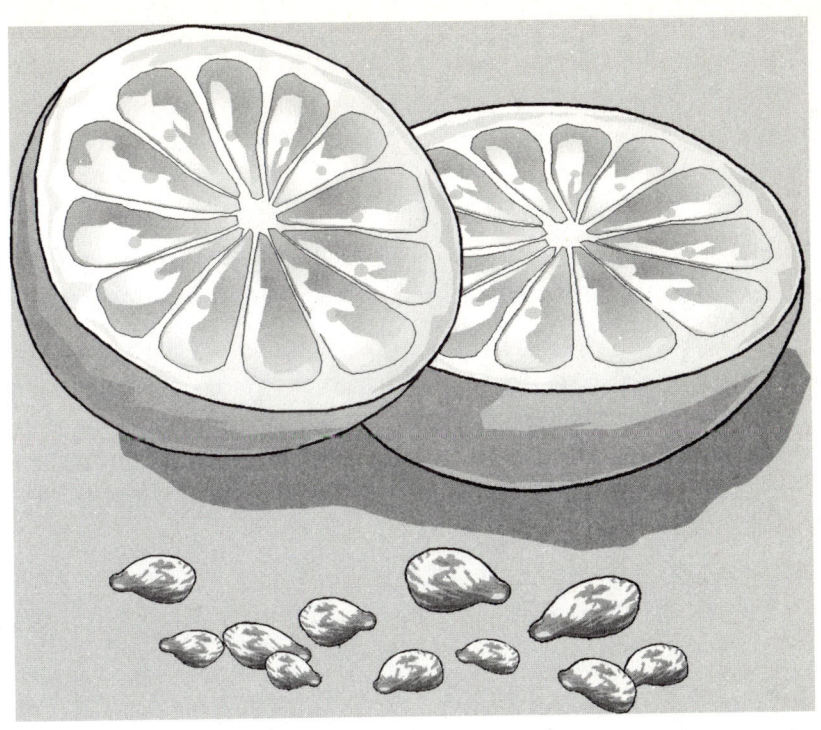

an den Grapefruitkernen. Nun begann eine aufregende Zeit der Forschungen und Untersuchungen, die letztendlich alle zu dem Schluß kamen, daß Grapefruitkerne über ein ungeahntes Heilungspotential und breitgefächerte Anwendungsmöglichkeiten verfügen. Der aus den Kernen hergestellte Extrakt ist in der Lage, Bakterien zu vernichten. Im Gegensatz zu Antibiotika zeigt der Extrakt auch eine enorm gute Wirkung gegen Viren, Pilze und Parasiten.

Die heilende Wirkung der Grapefruitkerne ist erst seit kurzer Zeit bekannt, findet aber verständlicherweise immer mehr Verbreitung. Ein natürliches, billiges Heilmittel aus der »Apotheke Gottes«, das uns dank seiner Eigenschaften helfen kann, Leid auf dieser Welt zu lindern.

Die Eigenschaften des Grapefruitkerns

Nach der intensiven Erforschung der Grapefruitkerne in amerikanischen Laboratorien konnte folgendes Wirkungsspektrum ermittelt werden:

◆ **Bakterienabtötende Wirkung**
(bakterizid, antiseptisch). Anwendung bei Verletzungen aller Art als Desinfektionsmittel, bei Hautunreinheiten (Akne), bei Infektionskrankheiten, bei entzündlichen Prozessen aller Art.

◆ **Virenabtötende Wirkung**
(antiviral). Anwendungen bei Krankheiten, die durch Viren verursacht werden, bei Erkältungskrankheiten.

◆ **Pilzabtötende Wirkung**
(fungizid, antimykotisch). Anwendung bei Pilzerkrankungen jeglicher Art.

◆ **Immunsystemstärkende Wirkung.**
Vorbeugende Maßnahmen zur Stärkung des Immunsystems

◆ **Desinfizierende Wirkung**.
Einsatz als Desinfektionsmittel in Medizin, Haushalt, Landwirtschaft und Industrie.

◆ **Konservierende Wirkung**:
Anwendung als Konservierungsstoff bei Lebensmitteln und Kosmetika.

Bakterien- und virenabtötende Wirkung

In den vergangenen Jahren wurde der Grapefruitkern-Extrakt unzähligen Untersuchungen unterzogen, mit verschiedensten Medikamenten aus der Pharmaindustrie verglichen und mußte eine Vielzahl von Testphasen durchlaufen, um seine Wirksamkeit zu bestätigen.

Grapefruitkerne besitzen ein breites Wirkungsspektrum. Die Forschungsergebnisse zeigen, daß sie in der Lage sind, über 800 verschiedene Bakterien und Viren zu vernichten. Die Kraft des Extraktes läßt sich vielleicht erahnen, wenn man weiß, daß er seine bakterizide Wirkung bereits bei einem Verdünnungsverhältnis von 1 : 1000 entwickelt.

Bei einer normalen Dosierung des Extrakts kommt es zu keiner Zerstörung der für die intakte Darmflora verantwortlich Nutzbakterien (z.B. Bifidobakterien, Laktobakterien).

Viele Menschen reagieren allergisch auf Antibiotika. Grundsätzlich ist bei der Behandlung mit Grapefruitkern-Extrakt keine derartigen Reaktion zu erwarten, höchstens man reagiert ausgesprochen allergisch auf Zitrusfrüchte.

Die pilzabtötende Wirkung

Pilzinfektionen treten in der heutigen Zeit immer häufiger auf. Die vielfältigen Pilzarten befallen verschiedenste Hautstellen des menschlichen Körpers, besonders jene, die den Pilzen optimale Lebensbedingungen bereitstellen. Nicht nur die Haut bietet einen idealen Nährboden für Pilze, sondern sie können sich auch an den inneren Organen festsetzen. Sie schwächen den Organismus und können Auslöser für unterschiedlichste Krankheiten sein.

Einer der Hauptgründe, warum sich Pilzerkrankungen in letzter Zeit so stark vermehren, ist die reichliche Einnahme von Antibiotika und anderen Medikamenten. Bakterien sind die natürlichen Feinde des Pilzes und werden durch Antibiotika systematisch ausgelöscht, was den Weg für Pilze ebnet. Pilze sind außerdem hoch ansteckend.

Laut den Ergebnissen der letzten Untersuchungen zeigt der Grapefruitkern-Extrakt bei über 100 verschiedenen Pilzen Wirkung. Einen Vorteil gegenüber anderen natürlichen pilzabtötenden Mitteln hat der Grapefruitkern-Extrakt, denn er kann auch unbedenklich innerlich angewendet werden und bietet somit die Möglichkeit, Pilze, die sich beispielsweise im Darm festgesetzt haben, zu bekämpfen.

Die immunsystemstärkende Wirkung

Im Gegensatz zum Großteil der herkömmlichen Medikamente aus der Pharmaindustrie schwächt der Grapefruitkern-Extrakt in keiner Weise den Organismus und das Immunsystem. Vielmehr haben Untersuchungen ergeben, daß die Einnahme des Extrakts zu einer Stärkung des Immunsystems führt. Er konnte bei verschiedensten Immunschwäche-Krankheiten erfolgreich verwendet werden, da der Organismus durch die antibakteriell-antivirale Aktivität des Extrakts entlastet wird.

Die desinfizierende Wirkung

Aufgrund seiner viren-, bakterien-, pilz- und parasitenabtötenden Wirkung eignet sich der Grapefruitkern-Extrakt hervorragend als natürliches Desinfektionsmittel. Sein Einsatzbereich erstreckt sich von der Medizin – zur Erstbehandlung von Wunden – bis hin zur Landwirtschaft – zur Desinfektion von Stallungen.

Beispielsweise ist der Extrakt in vielen amerikanischen Haushalten ein äußerst beliebtes Desinfektionsmittel und sorgt schon in geringen Dosen, dem Spülwasser, Teppich- oder Haushaltsreiniger zugesetzt, für eine keimfreie Umgebung. Krankenhäuser und viele industrielle Betriebe verwenden den Extrakt bereits als Desinfektionsmittel.

Die konservierenden Eigenschaften

Die Konservierung von Lebensmitteln oder kosmetischen Produkten ist oft unerläßlich, um ihre Haltbarkeit zu garantieren. Wenn keine konservierenden Maßnahmen getroffen werden, ist den Bakterien und Pilzen die Türe geöffnet, und die Produkte sind nach kurzer Zeit unbrauchbar.

Seine Eigenschaften und seine natürliche Basis machen den Grapefruitkern-Extrakt zu einem ausgezeichneten Konservierungsmittel im Lebensmittel- und Kosmetikbereich.

Besonders bei Kosmetika hat der Grapefruitkern-Extrakt als Konservierungsstoff einen großen Vorteil gegenüber den herkömmlichen chemischen Vertretern, die bei immer mehr Menschen allergische Reaktionen hervorrufen. Der Extrakt aus Grapefruitkernen hingegen ist für die meisten Menschen gut verträglich, außer sie haben eine ausgesprochene Allergie gegen Zitrusfrüchte entwickelt.

Seiner starken und breitgefächerten Wirkung wegen reichen schon geringe Konzentrationen in Lebensmitteln oder Kosmetika aus, um diese ausreichend zu schützen.

Grapefruitkerne versus Antibiotika

Seit der Entdeckung des Penicillins gerieten alte, natürliche, bakterien- und virenvertilgende Mittel, wie das Teebaumöl, in Vergessenheit. Auch hat sich auf dem Sektor der Antibiotika-Forschung viel getan. Die Pharmaindustrie entwickelt fortlaufend spezifischere und hochwirksame Antibiotika gegen Bakterien, die zu immer aggressiveren Varianten mutieren. Ihr Einsatz erweist sich dann als sinnvoll, wenn es keine Alternativen gibt. Zuweilen ist ihre Wirkung jedoch schädlich für den Organismus, da Antibiotika nicht nur die gewünschten Bakterienkolonien vernichten, sondern auch verschiedene Organe in Mitleidenschaft ziehen können.

Der mündige Patient sucht immer häufiger Alternativen zu den antibiotischen Medikamenten, die neben den bekannten Nebenwirkungen auch die Gefahr von Resistenzen in sich bergen. Man wundert sich nicht selten, wie gedankenlos Ärzte mit ihrer Verantwortung umgehen, schon wegen Kleinigkeiten mit der chemischen Keule zuschlagen, ohne den Patienten über eventuelle Nebenwirkungen aufzuklären oder alternative Methoden ins Auge zu fassen. Doch wir befinden uns in einer Zeit, die generell einer Wende, eines Umdenkens, bedarf. Nicht nur der medizinische Bereich, sondern die gesamte Entwicklung des Menschen, der er im Grunde selbst nicht mehr gewachsen ist, muß sich auf eine natürlichere Basis zurückbesinnen. Doch auch diese »Rückführung« muß ein Teil einer Entwicklung sein, die jeder Mensch für sich aufgrund seiner eigenen Bedürfnisse selbst einleitet. Auf bestimmten Gebieten passiert das Umdenken schon längst. Waren es zu Beginn kleine, ausgegrenzte Gruppen, wird die Anzahl derer, die über die Entwicklungsproblematik der Menschheit nachdenken und in ihrem eigenen kleinen Bereich natürlichere Lebensbedingungen schaffen, immer größer. Auch im Bereich der Medizin passiert dieses Umdenken. Man ist nicht mehr gewillt, seine Gesundheit von dem Geschick anderer lenken zu lassen, sondern fordert immer lauter die aktive Gestaltung seiner eigenen Gesundheitspolitik. Nicht umsonst wählen immer mehr Menschen alternative, sanftere Heilmethoden, die einen schonenderen und zum Teil heilvolleren Weg zur Gesundheit weisen können.

In letzter Zeit sind eine Reihe »neuer« natürlicher Mittel, wie das Teebaumöl, der Niembaum und eben die Grapefruitkerne, zur Bekämpfung von bakteriellen und viralen Krankheiten in Deutschland aufgetaucht. Sie bereiten sich langsam ihren Weg in das Denken der Menschen, die nach alternativen und trotzdem hochwirksamen Möglichkeiten suchen.

Gegenüber den Antibiotika haben Grapefruitkerne folgende Vorteile:

◆ Während Antibiotika den Organismus stark belasten können, ist der Grapefruitkern-Extrakt praktisch frei von Nebenwirkungen. Er ist außerdem auch in hoher Dosierung nicht toxisch und zeigt selbst bei längerer Anwendung keine Reaktionen an der Haut.

◆ Der Extrakt aus Grapefruitkernen hat eine viel breitgefächertere Wirkung als Antibiotika.

◆ Grapefruitkerne haben keine schwächende Wirkung auf das Immunsystem; im Gegenteil, sie unterstützen es.

◆ Es gibt vermehrt allergische Reaktionen auf Antibiotika. Bei der Anwendung von Grapefruitkern-Extrakt zeigten sich in allen Testreihen keinerlei allergische Reaktionen. Nur bei Menschen, die eine ausgesprochene Allergie auf Zitrusfrüchte entwickelt haben, kann auch der Extrakt zu unerwünschten Reaktionen führen.

◆ Einer der Nebeneffekte bei der Einnahme der meisten Antibiotika ist die Zerstörung der Darmflora. Nicht nur die schädlichen Bakterien werden durch Antibiotika an-

gegriffen, sondern auch die für die Erhaltung des Gleichgewichts der Magen-Darm-Flora verantwortlichen Nutzbakterien.

◆ Im Gegensatz zu Antibiotika hat der Extrakt aus Grapefruitkernen eine sehr aufwendige chemische Zusammensetzung. Mikroorganismen entwickeln meist einen
Schlüssel, um die Abwehrstoffe zu »analysieren«, sich
diesen anzupassen und eine Resistenz dagegen aufzubauen. Die mutierte Mikrobe ist meist aggressiver und
wesentlich gefährlicher als ihr Vorgängermodell, und ihre
Bekämpfung wird zusehends problematischer. Der Grapefruitkern-Extrakt ist in seiner Zusammensetzung so
komplex, daß die Viren keinen entsprechenden Schlüssel
finden, um sich dem Angreifer anzupassen und eine Resistenz dagegen aufzubauen. Grapefruitkerne wirken
anhaltend, ohne die Gefahr, daß die Viren ein entspre-
chendes Gegenrezept entwickeln können.

Haben Grapefruitkerne Nebenwirkungen?

Schlichtweg gesagt: Nein. Wie die Forschungsergebnisse
zeigen, konnten bei der Einnahme von Grapefruitkern-Extrakt keine schädlichen Nebenwirkungen festgestellt werden. Im Gegenteil, die Eigenschaft des Extraktes, ausschließlich schädliche Bakterien zu vernichten, und seine
breite Wirkungsbasis unterstützt und entlastet den Organismus und kräftigt das Immunsystem.

Auch eine toxische Wirkung ist im normalen Einnahme-
bereich nicht festzustellen. Selbst bei einer Einnahmedosis,
die 100mal höher war als die Normaldosis (10-12 Tropfen)
zeigten sich keinerlei toxische Effekte. Der ermittelte Vergif-
tungsgrenzwert liegt bei der 4000fachen Einnahmedosis
(ca. 1 1/2 Liter Extrakt).

Der Umgang mit Grapefruitkernen

Der Grapefruitkern-Extrakt ist ein ausgezeichnetes Natur-heilmittel. Trotzdem sollten Sie bei der Anwendung einige Punkte beachten.

◆ Der Grapefruitkern-Extrakt ist hochkonzentriert und darf niemals pur oder unverdünnt eingenommen werden.

◆ Auch äußerlich wird der Extrakt bis auf wenige Ausnah-mefälle nur verdünnt angewendet.

◆ Wenn sehr hohe Dosen von Grapefruit-Extrakt einge-nommen wurden, sollte viel Wasser nachgetrunken wer-den.

◆ Achten Sie darauf, daß Sie den Grapefruitkern-Extrakt nicht in die Augen bekommen. In diesem Fall müssen Sie das Auge unter fließendem, möglichst lauwarmem Was-ser auswaschen oder den Arzt aufsuchen.

◆ Bei Auftreten von Hautreizungen wird der Extrakt mit reichlich Wasser abgeschwemmt.

◆ Der Grapefruitkern-Extrakt ist ein stark wirkendes Heil-mittel. Kinder dürfen keinen unkontrollierten Zugang da-zu haben.

◆ Der Grapefruitkern-Extrakt wird gut verschlossen, an ei-nem dunklen, kühlen Ort aufbewahrt, um seine Haltbar-keit zu garantieren.

◆ Sollte Ihr Grapefruit-Extrakt eine andere Farbe anneh-men, ausflocken oder seinen Geruch verändern, sollte er nicht mehr verwendet werden.

◆ Beim Umgang mit großen Mengen des Extrakts ist eine Brille zum Schutz der Augen empfehlenswert.

Grundsatz und Grenzen der Selbstbehandlung

Besonders bei akuten Beschwerden oder Krankheitsbildern, die nach Unfällen auftreten, ist sofort ärztliche Hilfe anzufordern. Grapefruitkerne sind nur als unterstützendes Hilfsmittel einzusetzen, stellen aber in diesen Fällen kein geeignetes Heilmittel für den Laien dar.
Für folgende Punkte können Sie Grapefruitkerne für eine Selbstbehandlung einsetzen:

◆ Bei verletzungsbedingten Beschwerden, als erste Hilfe, bis der Arzt eintrifft.

◆ Begleitend zu einer ärztlichen Therapie.

◆ Bei harmlosen akuten Beschwerden, wie Durchfall, Halsschmerzen, Schnupfen usw.

◆ Als Reiseapotheke.

Bei folgenden Punkten sollte unbedingt ärztliche Hilfe in Anspruch genommen werden:

◆ Immer wiederkehrende Beschwerden nach Selbstbehandlung.

◆ Wenn die Selbstbehandlung keinen Erfolg zeigt.

◆ Bei chronischen Beschwerden.

◆ Bei ernsten akuten Beschwerden.

Die Inhaltsstoffe der Grapefruit

Inhaltsstoffe des Fruchtfleisches

Aus dem Fruchtfleisch wird in erster Linie Fruchtsaft gewonnen, der reichlich die Vitamine C und B1 enthält. Den mehr oder weniger beliebten, bitteren Geschmack verursacht das Glykosid Naringin.

Inhaltsstoffe der Fruchtschale

Die vorwiegenden Inhaltsstoffe der Fruchtschale sind Pinen, Limonen, Linalool (Alkohol), Citral-Aldehyd und ein Ölgehalt von 21%. Die Stoffe in der Schale der Grapefruit haben bewiesenermaßen stimmungsaufhellende Eigenschaften, wirken belebend, erfrischend, fördern die Durchblutung. Der stimulierende Effekt belebt den gesamten Organismus und aktiviert die Lebensgeister.

In der Aromatherapie ist das Grapefruitschalenöl eine sehr beliebte Komponente und wird immer wieder begleitend in der Therapie von depressiven Patienten angewendet.

Grapefruitschalen-Extrakte finden immer mehr in verschiedenen kosmetischen Präparaten ihre Anwendung. Aufgrund ihrer belebenden Eigenschaften sind sie als Badezusatz, Hautlotionen oder Massageöl sehr beliebt. Da die Inhaltsstoffe zudem antiseptische Eigenschaften entwickeln, wird das Schalenöl sehr gerne in hautpflegenden Kosmetika, wie Duschgels oder Seifen, eingebunden.

Die Inhaltsstoffe der Kerne

In den Grapefruitkernen konnte eine komplexe Kombination verschiedenster Stoffe nachgewiesen werden. Den Hauptbestandteil der Grapefruitkerne bilden die Gruppe der:

♦ Flavonoide
♦ Glykoside
♦ Limonoide

Flavonoide ist der Überbegriff für eine Stoffgruppe, die in der Pflanzenwelt weit verbreitet und als natürlicher Heilstoff bekannt und anerkannt ist. Flavonoide kommen beispielsweise in Kamillenblüten, Arnika oder Lindenblüten in größeren Mengen vor. Auch das Propolis (Kittharz der Bienen), das eine hohe antiseptische Wirkung hat und dessen Wirkung bei bakteriellen Krankheiten oder Pilzerkrankungen bekannt ist, beinhaltet Flavonoide.

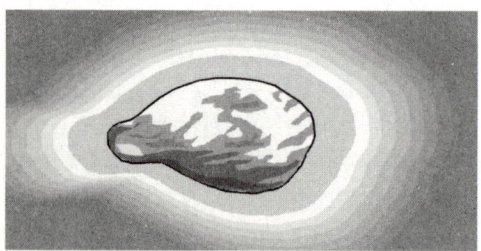

Glykoside sind Verbindungen von Flavonoiden mit verschiedenen Zuckerarten. Die wichtigsten Glykoside, die im Grapefruitkern analysiert werden konnten, sind: Naringin, Neohesperidin, Hesperidin, Isosakuranetin, Kaemperol, Quercetin u.a.

Neben den oben genannten Wirkstoffgruppen konnten auch verschiedene **Limonoide** im Kern der Grapefruit analysiert werden. Limonin, aus der Gruppe der Limonoide, kommt in allen Zitrusfruchtkernen vor und ist für den bitteren Geschmack verantwortlich. Verschiedene Parasiten werden durch Limonin an der Nahrungsaufnahme gehindert und können sich dadurch nicht mehr weiterentwickeln.

Die optimale Zusammenstellung der verschiedenen Inhaltsstoffe der Grapefruitkerne macht ihr außergewöhnliches Wirkungsspektrum aus, ist für ihre Wirkung gegen Viren, Bakterien, Pilze und Parasiten verantwortlich.

Gewinnung des Grapefruitkern-Extrakts

Die größte Bedeutung unter den Grapefruitkernprodukten hat der glycerolische Grapefruitkern-Extrakt. Zunächst werden die Kerne in speziellen Mühlen zerkleinert. Um die Inhaltsstoffe der Grapefruitkerne verfügbar zu machen, werden sie mit speziellen Mitteln ausgeschwemmt (extrahiert).

Die Lösungsmittel

Vom Extraktionsmittel hängt es ab, welche Stoffe ausgewaschen werden. Daher ist bei der Gewinnung des Grapefruitkern-Extrakts von größter Bedeutung, welches Lösungsmittel verwendet wird. Es bestimmt im hohen Maße die Anwendungsmöglichkeiten des Extrakts. Hexan beispielsweise ist ein Lösungsmittel, das dann eingesetzt wird, wenn aus einer Pflanze vorwiegend Fette gewonnen werden sollen. Lösungsmittel auf Wasserbasis extrahieren hingegen den Zuckeranteil und die Proteine.

Um aus den Grapefruitkernen jene Inhaltsstoffe zu gewinnen, die für die starke heilende Wirkung des Extraktes verantwortlich sind, wird Glycerin als Lösungsmittel verwendet.

Glycerin kann aus pflanzlichen und tierischen Fetten gewonnen, aber auch völlig synthetisch hergestellt werden. Der dreiwertige Alkohol Glycerin sollte aber bei der Extraktion von Grapefruitkernen vorzugsweise auf pflanzlicher Basis sein.

In Amerika ist der Grapefruitkern-Extrakt als Markenzeichen Citricidal® registriert. Der Extrakt besteht zu 60% aus Grapefruitkern-Wirkstoffen und zu 40% aus Glycerin, das aus Kokosfett gewonnen wird.

Die handelsübliche Darreichungsform des Grapefruitkern-Extrakts ist eine verdünnte Variante des gewonnen Basis-Extrakts, dem Wasser oder Glycerin zugesetzt wird. Das erhältliche Präparat besitzt in der Regel 33 % Aktivstoffe aus Grapefruitkernen und 67 % Glycerin (Wasser), was jedoch von Hersteller zu Hersteller etwas differieren kann.

Eigenschaften des Grapefruit-Extraktes:

Der nach der Extraktion vorliegende amerikanische Grapefruit-Extrakt Citricidal® besitzt folgende chemisch-physikalische Eigenschaften:

Bezeichnung:	Grapefruit Seed Extract
Chemische Bezeichnung:	Diphenol hydroxybenzene complex
Aggregatzustand:	zähflüssig
Farbe:	zitronengelb-orange
Geruch:	nach Zitrone
Geschmack:	nach Zitrone, bitter
Spez. Gewicht (25°):	1 110
Dichte:	9,5
Ph-Wert (25°):	2.0-3.0
Flammpunkt:	144 °C
Lösungsmittel:	Wasser, Alkohol, organische Lösungen

Wie stelle ich den Grapefruitkern-Extrakt selbst her?

Die handelsübliche Form des Grapefruitkern-Extrakts ist die wäßrige Lösung, er ist jedoch auch pulverisiert in Form von

Kapseln und Tabletten erhältlich. Das Grapefruitkern-Pulver läßt sich auch mühelos selbst herstellen, wobei kein Unterschied in der Wirkung zwischen dem gekauften und dem selbst hergestellen festgestellt wurde.

Vergleichstabelle

Extrakt flüssig	Extrakt pulverisiert
2 Tropfen	20 mg
5 Tropfen	50 mg
10 Tropfen	100 mg
20 Tropfen	200 mg
30 Tropfen	300 mg
40 Tropfen	400 mg
50 Tropfen	500 mg
75 Tropfen	750 mg
100 Tropfen	1 g
150 Tropfen	1,5 g

Um die Grapefruitkerne zu Pulver zu zermahlen, müssen sie vorerst getrocknet werden. Dies geschieht am besten im Backrohr bei mäßiger Wärme (40°-50°) und leicht geöffneter Backrohr-Klappe (damit die aufsteigende feuchte Luft abziehen kann). Noch günstiger wäre ein professioneller Trockenofen, der schon zu recht günstigen Preisen im Handel erhältlich ist. Der Ofen eignet sich natürlich auch zum Trocknen von Kräutern, Früchten oder etwa Pilzen, ist also auf alle Fälle die Investition wert. Nachdem die Kerne ausgetrocknet sind, werden sie in einer Getreidemühle zu Pulver zermahlen. Das Mahlgut setzt sich aus einem feinen Pulver, das aus den Grapefruitkernen gewonnen wurde, und größeren, spreuähnlichen Rückständen von den Schalen der Grapefruitkerne zusammen. Nehmen Sie nun ein engmaschiges Haushaltssieb zur Hand, durch das Sie das Mahlgut schütten und das feine Pulver von den Schalenteilen trennen.

Das gewonnene Pulver ist nun auch schon unser Grapefruitkern-Extrakt, der nun so, wie er ist, verwendet werden kann. Eine Messerspitze entspricht in etwa der Menge einer Kapsel.

Wenn Sie den Grapefruitkern-Extrakt lieber in flüssiger Form zur Verfügung hätten, vermischen Sie 1/3 Pulver mit 2/3 Glycerin (auf pflanzlicher Basis, am besten Kokosbasis). 100 mg pulverisierter Grapefruitkern-Extrakt entspricht in etwa 10-12 Tropfen des flüssigen Grapefruitkern-Extrakts.

Anwendungsmöglichkeiten des Grapefruitkern-Extrakts

Der im Handel erhältliche Extrakt enthält 33% Grapefruitkern-Wirkstoffe und 67 % Glycerin (Wasser) und ist eine verdünnte Version des Basis-Konzentrats. Diese Angaben sollten auch unbedingt auf der Verpackung vermerkt sein.

Medizinische Anwendungen

Aufgrund des sehr breiten Wirkungsspektrums des Grapefruitkern-Extrakts kann er in verschiedensten Bereichen eingesetzt werden. In der Naturheilkunde wird der Grapefruitkern-Extrakt immer beliebter, da er bei sehr vielen Krankheiten verwendet werden kann, sehr wirkungsvoll ist und trotzdem keine schädigenden Nebenwirkungen aufweist.
Vor der Anwendung von Grapefruitkern-Extrakt sollten Sie einige Punkte beachten:

◆ Grapefruitkern-Extrakt kann sowohl äußerlich als auch innerlich angewendet werden, wobei die innerliche Anwendung keinerlei Risiken in sich birgt.

◆ Der im Handel erhältliche Grapefruitkern-Extrakt ist ein Konzentrat (33% Grapefruitkern-Wirkstoffe, 67% Glycerin).

◆ 40 Tropfen des Konzentrats entsprechen etwa 1 ml.

◆ Schleimhäute und Augen dürfen mit dem Extrakt nicht in Berührung kommen.

◆ Vor jeder Anwendung muß der Grapefruitkern-Extrakt den Angaben zufolge verdünnt werden.

◆ Der Extrakt läßt sich mit Wasser und Alkohol verdünnen.

◆ Grundsätzlich ist der Extrakt nicht in Öl lösbar. Für verschiedene Anwendungen kann der Extrakt jedoch mit bestimmten Ölsorten (Mandel-, Jojoba-, Oliven-, Sesam-, oder Avocadoöl) verrührt werden.

◆ Um den Geschmack des Extraktes zu verbessern, kann er mit Fruchtsäften, Honig oder Zucker verarbeitet werden.

◆ Der Extrakt schmeckt sehr bitter. Dem Grapefruitkern-Pulver wurden weitgehend die Bitterstoffe entzogen. Es ist also für die Behandlung von Kindern besser geeignet.

Äußere Anwendung

Der Grapefruitkern-Extrakt läßt sich äußerlich bei Erkrankungen der Haut oder Schleimhäute, die durch Viren, Bakterien, Pilze oder Parasiten hervorgerufen werden, anwenden. Erst mit dem Abtöten der schädlichen Mikroorganismen kann die Haut den selbständigen Heilungsprozeß vollziehen.

In den seltensten Fällen wird der Grapefruitkern-Extrakt unverdünnt angewendet. Je nach Verwendungszweck kann er mit Wasser, Alkohol oder Ölen verdünnt werden. Eigentlich ist der Extrakt in Öl nicht löslich. Es gibt jedoch die Möglichkeit, den Extrakt unter einige ausgewählte Öle, wie das Avocado- oder das Jojobaöl, zu mischen. Wie bereits erwähnt, darf der Extrakt nicht mit den Augen in Berührung kommen. Sollte Ihnen dies passieren, waschen Sie die Augen umgehend mit warmem Wasser aus und konsultieren Sie gegebenenfalls den Arzt.

Innere Anwendung

Der Vorteil des Grapefruitkern-Extrakts liegt darin, daß er, innerlich angewendet, sehr wirkungsvoll und ohne Nebenwirkungen gegen Bakterien, Viren, Pilze und Parasiten eingesetzt werden kann. Sehr viele Erkrankungen werden durch Mikroorganismen im Körper verursacht. Nicht nur Bakterien und Viren sind dabei maßgebende Faktoren. In letzter Zeit wird immer öfter darauf hingewiesen, daß auch Pilze, die sich in Magen, Darm oder anderen Organen festgesetzt haben, den Körper enorm belasten und zu dauerhaften Schäden führen können. Besonders bei der Behandlung von Erkrankungen im Magen-Darm-Bereich, Erkältungskrankheiten und Entzündungsherden hat sich der Grapefruitkern-Extrakt sehr bewährt. Aufgrund der erst relativ kurzen Erfahrungszeiten mit dem Extrakt kann es noch dauern, bis sein gesamtes Wirkungsspektrum erforscht und getestet ist. Anhand derzeitiger Erfahrungen kann jedoch schon jetzt mit Sicherheit gesagt werden, daß der Extrakt bei einer Vielzahl von inneren Erkrankungen gute Erfolge erzielen wird.

Anwendungshinweise

Im allgemeinen werden, je nach Anwendungsbereich, 3-15 Tropfen des Extrakts zwei- bis dreimal täglich in ein Glas Wasser gerührt und getrunken. Wenn Sie den bitteren Geschmack der Tropfen nicht mögen, können Sie zum Mischen anstelle von Wasser durchaus auch Fruchtsaft verwenden. Besonders bei Kindern ist das Mischen der Tropfen mit Honig beliebt. Der Extrakt steht auch pulverisiert in Form von Kapseln und Tabletten zur Verfügung. Hierbei muß die entsprechende Menge eingenommen werden. Die meisten Verpackungen enthalten Aufschlüsselungen darüber, wie viele Tropfen einer Tablette oder Kapsel entsprechen. Die Einnahme von Kapseln hat den Vorteil, daß der bittere Geschmack wegfällt, da die Bitterstoffe entfernt wurden, was besonders für Kinder sehr hilfreich ist. Die Kapseln sind jedoch weniger wirksam als der flüssige Extrakt.

Zu Beginn einer Behandlung mit Grapefruitkern-Extrakt kann es zu Reaktionen wie leichter Übelkeit und Müdigkeit kommen. Dies ist darauf zurückzuführen, daß beim Absterben der Mikroorganismen Toxine freigesetzt werden. Diese Reaktionen sind keineswegs gefährlich, aber manchmal eben unangenehm. Aus diesem Grund wird anfänglich eine sehr geringe Dosis (1-2 Tropfen) empfohlen, die dann langsam zur vorgeschriebenen Dosierung gesteigert werden soll. Stellen sich keinerlei Reaktionen ein, können Sie die Solldosis beibehalten. In diesem Zusammenhang wird von guten Ergebnissen mit Psyllium-Früchten berichtet, die begleitend eingenommen wurden. Psyllium-Früchte haben die Eigenschaft, sehr viel Flüssigkeit aufzusaugen. Werden sie eingenommen, nehmen sie Gift und Gallestoffe auf, die den Körper belasten, und transportieren diese auf schnellem Wege durch den Darmtrakt aus dem Körper. Psyllium wird als Pulver oder in Kapselform in den Apotheken angeboten. Soll Psyllium begleitend zu einer Grapefruitkern-Behandlung eingesetzt werden, nehmen Sie zwei- bis dreimal täglich 3 Teelöffel (10-15 Gramm) Psyllium-Pulver zu sich. Das Psyllium-Pulver wird dazu in Wasser angerührt und schnell getrunken. Nach der Einnahme sollte viel Wasser nachgetrunken werden, da das Pulver sehr viel Flüssigkeit aus dem Magen aufnimmt.

Sollten Sie allergisch auf Zitrusfrüchte reagieren, können sich Reaktionen bei der Einnahme von Grapefruitkern-Extrakt einstellen. In diesem Fall ist es sinnvoll, die Behandlung mit einer sehr geringen Dosis Grapefruitkern-Extrakt (ein Tropfen) zu beginnen, um einen gewissen Gewöhnungseffekt zu erreichen, und erst nach und nach die Dosis zu steigern.

Grundsätzlich sollte der Extrakt eine halbe Stunde vor den Mahlzeiten eingenommen werden. Da er sehr sauer ist, wurden bei Patienten mit sehr empfindlichem Magen teils unangenehme Reaktionen festgestellt. Günstig wirkt sich hier die Einnahme des Extrakts nach dem Essen aus.

Grapefruitkern-Extrakt- Anwendungen

Grapefruitkern-Extrakt ist aufgrund seiner hochwirksamen Eigenschaften in verschiedensten Bereichen und in den unterschiedlichsten Anwendungsformen sehr nützlich.

◆ **Bad**: 10-20 Tropfen Grapefruitkern-Extrakt dem Badewasser zusetzen.

◆ **Spülung**: 10-15 Tropfen Grapefruitkern-Extrakt in einem Becher Wasser verrühren.

◆ **Kompresse**: 20-30 Tropfen Grapefruitkern-Extrakt werden auf die mit warmem oder kaltem Wasser getränkte Kompresse geträufelt.

◆ **Massage**: Das Massageöl wird je 100 ml mit 60-80 Tropfen Grapefruitkern-Extrakt versetzt.

◆ **Creme**: Die fertige oder selbst hergestellte Basiscreme wird je 50 ml mit 40-60 Tropfen Grapefruitkern-Extrakt angereichert.

◆ **Öl**: 100 ml des Basisöls wird mit 60-80 Tropfen Grapefruitkern-Extrakt vermischt.

◆ **Haarshampoo**: Dem Haarshampoo werden je 100 ml ca. 60-80 Tropfen Grapefruitkern-Extrakt zugesetzt.

◆ **Mundspülung**: 5-10 Tropfen Grapefruitkern-Extrakt in ein Glas mit warmem Wasser verrühren.

◆ **Inhalation**: 5-10 Tropfen Grapefruitkern-Extrakt in einen Topf mit heißem Wasser träufeln.

◆ **Aromatherapie**: 2-5 Tropfen Grapefruitöl (aus der Schale gewonnen) in die Aromalampe (Duftstöfchen).

Körperpflegende und kosmetische Anwendungen

In kosmetischen Produkten wird der Grapefruitkern-Extrakt immer nur als Zusatzsubstanz beigesetzt und kommt nie unverdünnt zum Einsatz. Grapefruitkern-Extrakt unterstützt die Pflege der Haut, der Zähne und der Haare. Er wirkt reinigend und desinfizierend, befreit von unerwünschten Bakterien oder Pilzen, die Hautunreinheiten, unangenehmen Körpergeruch, Mundgeruch oder beispielsweise Zahnbeläge hervorrufen können.

Körperpflegeprodukte

Aufgrund seiner medizinischen Eigenschaften ist der Grapefruitkern-Extrakt der ideale Zusatz in seifenhaltigen Kosmetika. Im Handel werden verschiedenste Grapefruitkern-Produkte, wie Shampoo, Seife, oder Duschgel, angeboten. Diese sind jedoch auch sehr leicht selbst herzustellen, indem Sie beispielsweise Ihrem hochwertigen Shampoo oder Ihrer Waschlotion Grapefruitkern-Extrakt zusetzen. Für kosmetische Zwecke reicht eine Dosierung von 10-20 Tropfen auf 100 ml des Basisprodukts.

Zahnpflegeprodukte

Den für die Bildung von Zahnbelag und Zahnfleischentzündungen verantwortlichen Bakterien oder auch Pilzen, die sich in der Mundhöhle einnisten und beispielsweise Mundgeruch hervorrufen können, kann ein Riegel vorgeschoben werden. Grapefruitkern-Extrakt in der Zahnpflege und Mundhygiene verhindert die Bildung von Bakterien und Pilzen. Zahnpasten, Mundsprays oder Mundwasser auf Grapefruitkern-Basis sind im Fachhandel erhältlich, aber zum Teil auch selbst reproduzierbar. Zur Zahnpflege können Sie 2 Tropfen Grapefruitkern-Extrakt auf die Zahnbürste aufbringen. Zur Herstellung von Mundwasser, das Sie zum Gurgeln verwenden können, mischen Sie 5-10 Tropfen Grapefruitkern-Extrakt in ein Glas Wasser.

Cremes

Im Bereich der Hautpflege ist der Grapefruitkern-Extrakt ein ausgezeichnetes Produkt, nicht nur wegen seiner antimikrobiellen Eigenschaften, sondern auch, weil er regenerierend und pflegend auf die Haut wirkt.
Cremes zur Hautpflege mit Grapefruitkern-Extrakt können Sie im einschlägigen Fachhandel beziehen oder selbst herstellen, indem Sie die hochwertige Basiscreme (aus der Apotheke) mit Grapefruitkern-Extrakt (ca. 10-20 Tropfen) anreichern.

Öl-Mischungen

Der Grapefruitkern-Extrakt läßt sich in Öl zwar nicht auflösen, kann aber mit bestimmten Ölen, die der Körperpflege dienen, vermischt werden. Diese Ölmischungen lassen sich sehr leicht selbst herstellen und auf den entsprechenden

Hauttyp abstimmen. Auch Ölprodukte auf Grapefruitkern-Basis sind im Fachhandel erhältlich.

Mandelöl ist ideal für empfindliche Hauttypen. Es wird von der Haut sehr schnell aufgenommen, macht sie geschmeidig und ruft ein angenehmes Empfinden hervor, wird deshalb auch in der Babypflege verwendet.

Auch das *Avocadoöl* eignet sich gut für empfindliche, trockene Haut. Es hat einen hohen Fettanteil und enthält viel Vitamin A und E.

Obwohl *Jojobaöl* nicht in die Gruppe der ätherischen Öle fällt, sondern ein flüssiges Wachs ist, eignet es sich aufgrund seiner Eigenschaften hervorragend zur Hautpflege, selbst wenn es keine hohen Vitaminanteile enthält, wie beispielsweise das Avocadoöl. Es dringt sehr gut in die Hautporen ein, ohne diese zu verschließen.

Wenn Sie den Grapefruitkern-Extrakt mit Ölen vermischen, sollten Sie ihn für kosmetische Zwecke sehr sparsam einsetzen, da er schon in geringen Konzentrationen seine heilsamen und pflegenden Eigenschaften entfaltet.

Die Anwendungen
von A-Z

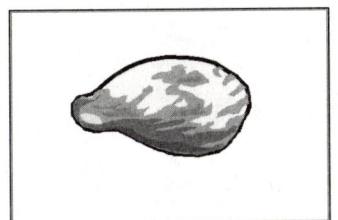

ABSZESSE UND FURUNKEL

Abszesse sind von Erregern hervorgerufene Infektionsherde, die sich unter der Haut ausbilden und schmerzhafte, eitrige Hautbeulen hervorrufen. Bis zum Ausreifen füllen sich die Abszesse mit Eiter, brechen dann auf und heilen ab. Sie hinterlassen meist unschöne Narben an den betroffenen Hautstellen. Wenn sie sich um einen Haarbalg knapp unter der Haut bilden, werden sie als Furunkel bezeichnet. Antiseptische Mittel alleine bringen in den meisten Fällen keine Hilfe, da sie nur oberflächlich wirken und zu den eigentlichen Eiterherden nicht vordringen können.

Der Grapefruitkern-Extrakt kann hier innerlich und äußerlich Abhilfe bringen. Zum einen wirkt er, äußerlich aufgetragen, antiseptisch, zum anderen kann er, innerlich angewendet, die verursachenden Erreger abtöten.

 —————— Grapefruitkern-Anwendungen —————

◆ Bei Abszessen und Furunkeln sollten Sie einige Tropfen Grapefruitkern-Extrakt mit etwas Wasser vermischt dreimal täglich auf die infizierten Stellen auftragen.

◆ Stark schmerzende Stellen können Sie mit einer Kompresse behandeln. Tränken Sie dazu ein Stofftuch mit einem Extrakt-Wasser-Gemisch und fixieren Sie es mit einer Mullbinde. Lassen Sie die Kompresse 12 Stunden aufliegen.

◆ Bei stark angewachsenen Abszessen oder Furunkeln wirken Auflagen mit Heilerde, die mit Grapefruitkern-Extrakt angereichert ist. Spülen Sie die Mischung nach einer halben Stunde mit warmem Wasser ab.

◆ Innerlich wird Grapefruitkern-Extrakt 2-3mal täglich angewendet, wobei 5-15 Tropfen in einem Glas Wasser angerührt werden. (Zur inneren Anwendung siehe »Anwendungsmöglichkeiten des Grapefruitkern-Extrakts«).

Was Sie sonst noch tun können

Lassen Sie die Finger von Abszessen und Furunkeln, um weitere Infektionen zu verhindern. Peinlichste Sauberkeit sollte an erster Stelle der Behandlung stehen. Sie sollten nur medizinische, am besten schwefelhaltige Seife benutzen. Nach dem Bad verwenden Sie zum Abtrocknen der Stellen am besten Zellstofftücher. Gute Wirkung zeigen auch Zugsalben (Pasta Plumbi), die den Eiterherd absaugen.

Besonders im akuten Entzündungsstadium sollten Sie stark gewürzte und salzhaltige Speisen, Alkohol, Tabak und Kaffee vermeiden. Ihr Speiseplan sollte viel frisches Gemüse, Rohkost, Obst und Fruchtsäfte beinhalten. Nehmen Sie reichlich Hefe zu sich, am besten in Form von Hefekapseln (in der Apotheke erhältlich).

Saunabesuche und sportliche Betätigung regen den Stoffwechsel an, reichern das Blut mit Sauerstoff an und sorgen für einen schnelleren Abtransport von Gift und Schlackenstoffen.

Altbewährte Heilmittel

◆ Mischen Sie Ringelblume, Arnika, Johanniskraut und Kamille, und gießen Sie einen Teelöffel der Mischung mit 1/4 Liter heißem Wasser auf. Lassen Sie den Tee 10 Minuten lang ziehen. Trinken Sie ihn schluckweise über den Tag verteilt.

◆ Zur Stärkung und Unterstützung des Immunsystems

empfiehlt sich die Einnahme einer Echinacea-Tinktur (Roter Sonnenhut).

◆ Heiße Breiauflagen mit Leinsamen. Dazu wird der Leinsamen in ein Tuch gerollt und über heißem Wasserdampf etwa 30 Minuten erhitzt. Danach lassen Sie die Auflage etwas abkühlen und legen sie für 20 Minuten auf das Gesicht auf.

AKNE

Bisher wurden schon sehr viele Therapien gegen diese meist hormonell bedingte Hauterkrankung entwickelt, aber keine allgemeingültige, die bei jedermann den gewünschten Erfolg gezeigt hätte. Ein Großteil der Mittel, die äußerlich gegen Akne angewendet werden, haben zudem den Nachteil, daß sie über einen längeren Zeitraum die Haut stark reizen.

Grapefruitkern-Extrakt ist aufgrund seiner antiseptischen, antibakteriellen Wirkung eine gute Alternative bei der Behandlung von Akne.

Grapefruitkern-Anwendungen

◆ Feuchten Sie Ihr Gesicht an und verreiben Sie etwa fünf Tropfen Grapefruitkern-Extrakt in Ihren feuchten Händen, mit denen Sie sich anschließend das Gesicht massieren. Lassen Sie den Extrakt einige Minuten einwirken, waschen und trocknen Sie ihn anschließend gründlich ab. Achten Sie darauf, daß Sie den Extrakt nicht in die Augen bekommen. Nachdem Sie sich das Gesicht gewaschen haben, tragen Sie den Grapefruitkern-Extrakt mit einem Wattestäbchen direkt auf die befallenen Hautstellen auf. Wiederholen Sie die Prozedur in den folgenden drei Tagen dreimal täglich.

◆ Eine Gesichtscreme auf Grapefruitkern-Basis eignet sich hervorragend gegen Akne. Wenn Sie die Creme selbst herstellen, sollten Sie darauf achten, daß diese rein pflanzlicher Herkunft ist und keine Parfümstoffe, kein Lanolin oder Collagen enthält. Auch Cremes mit Bienenwachszusätzen sind aufgrund ihrer porenverstopfenden Wirkung nicht zu empfehlen.

Was Sie sonst noch tun können

Um der Akne Herr zu werden, ist eine Umstellung der Ernährung notwendig. Sie sollten fette, stark gewürzte, gesalzene Speisen, Süßigkeiten, Schokolade, Nikotin und Alkohol deutlich reduzieren. Pflanzliche Fette sind wesentlich günstiger als tierische. Essen Sie vollwertig, viel frisches Obst und Gemüse. Nehmen Sie Vitamin A, D, E und B in ausreichender Menge zu sich. Tägliche sportliche Betätigung aktiviert den Stoffwechsel und reichert das Blut mit Sauerstoff an. Achten Sie peinlichst auf Reinlichkeit. Drücken Sie auf keinen Fall auf den Pickeln herum. Das Gesicht sollte nie mit normaler Seife gewaschen werden. Verwenden Sie einfach nur Wasser oder eine antiseptische Seife (günstig wäre Grapefruitkern-Seife). Mäßiges Sonnenbaden wirkt sich sehr positiv auf den Stoffwechsel der Haut aus (Vorsicht vor Sonnenbränden).

Altbewährte Heilmittel

◆ Sie mischen Brennessel- und Walnußblätter zu gleichen Teilen, gießen einen Teelöffel mit 1/4 Liter heißem Wasser auf und trinken von dem gewonnenen Tee drei Tassen täglich.

◆ Wenden Sie unterstützend Gesichtswechselbäder an. Dabei tauchen Sie das Gesicht für etwa eine Minute in sehr heißes Wasser und kühlen es danach für ein paar Sekunden mit kaltem Wasser ab.

ALLERGIEN

Als Allergie wird eine Überreaktion des Körpers auf ansonsten harmlose und alltägliche Stoffe wie Pollen, Tierhaare, Nahrungsmittel, Bestandteile von Kosmetika usw. bezeichnet. Gerade in unserer modernen, zivilisierten Welt breiten sich Allergien mit enormer Geschwindigkeit aus. Die ständigen Belastungen aus der Umwelt, die Hektik, die den menschlichen Alltag bestimmt, können für die Entstehung von allergischen Reaktionen verantwortlich sein oder sie zumindest begünstigen. Körper und Immunsystem werden ständig mit Reizen überladen, bis sie schließlich mit Überreaktionen, wie eben einer Allergie, auf die Belastungen reagieren.

Laut letzten Forschungsergebnissen kann grundsätzlich zwischen zwei Arten von Allergien unterschieden werden, der Primär- und Sekundärallergie. Die Primärallergie ist eine unmittelbare allergische Reaktion, die in einer Zeitspanne von wenigen Minuten bis zwei Stunden nach dem Kontakt mit dem allergieauslösenden Stoff auftritt und durch Symptome wie Heuschnupfen, Hautausschläge oder Asthmaanfälle gekennzeichnet ist. Forschungen zeigen auch, daß nur etwa 30% der Probanden sofortige allergische Reaktionen aufweisen.

Die Sekundärallergie äußert sich in verzögerten Reaktionen, wenige Stunden bis Tage nach dem Kontakt mit dem Auslöserstoff, der immer ein Bestandteil eines Nahrungsmittels ist. Ihre Diagnose ist auch nur mit einem speziellen Bluttest (ELISA = »enzyme linked immunosorbant assay«) möglich, der bereits vor einiger Zeit in den USA entwickelt wurde. Zuvor wurde das Auftreten dieser Allergieform als verborgene Lebensmittelallergie bezeichnet und aufgrund ihrer vergeblichen Meßbarkeit von vielen Ärzten nicht als tatsächliche Allergie sondern vielmehr als Einbildung oder autosuggestive Reaktion eingeschätzt.

Für die Sekundärallergie wird eine zu »dünne« Darmwand und eine zu geringe Magensäureproduktion verantwortlich gemacht. Ist zu wenig Magensäure vorhanden, kann das schwer verdauliche Eiweiß nicht genügend abgebaut werden und wandert unverdaut durch die »dünne« Darmwand in den Blutkreislauf, wo es als Fremdstoff angegriffen wird. Im besten Fall können die Eiweißmoleküle restlos vernichtet werden. Im ungünstigeren Fall werden sie über den Blutkreislauf über den gesamten Körper verteilt und lagern sich in Gelenken, Organen, dem Gehirn, der Haut usw. ab. Zudem ist das Immunsystem immerzu beschäftigt und damit geschwächt im Kampf gegen seine eigentlichen Feinde.

Sekundärallergien können in Summe verschiedenste Krankheitssymptome hervorrufen. Die häufigsten äußern sich in Kopfschmerzen, Müdigkeit, Durchfall, Ekzemen, Asthma, Rheuma, Morbus-Crohn usw.

Für die »dünnen« Darmwände und die mangelnde Magensäure können verschiedene zivilisatorische Faktoren, wie Streß, hastiges Essen, übermäßiger Konsum von Alkohol, Kaffee und Nikotin, Medikamenten-Konsum (vor allem Antibiotika) usw. oder entzündliche Prozesse im Magen-Darm-Bereich verantwortlich sein, die durch Parasiten, Pilze oder Bakterien ausgelöst werden können.

Meiden Sie grundsätzlich alle Nahrungsmittel, die diese Reaktionen auslösen. Damit ist der allergische Reiz vorerst genommen, wird sich aber mit großer Wahrscheinlichkeit bei einem anderen Lebensmittel einstellen.

Der Grapefruitkern-Extrakt kann an dieser Stelle sehr hilfreich sein. Er vernichtet Bakterien, Pilze und Parasiten, die sich im Magen-Darm-Bereich festgesetzt haben und damit auch eventuelle Auslöserfaktoren für die mangelnde Produktion von Magensäure und die »dünnen« Magenwände sein können. Das Immunsystem wird durch den funktionierenden Verdauungsakt entlastet und kann sich seinen ursprünglichen Aufgaben zuwenden. Ein intaktes Immunsystem kann auch besser auf die Auslöser von Primärallergien reagieren und diese zum Teil sogar gänzlich zum Abklingen bringen.

Grapefruitkern-Anwendungen

◆ Zur inneren Anwendung von Grapefruitkern-Extrakt werden 3-15 Tropfen des Extraktes in ein Glas Wasser gerührt, das 2-3mal täglich getrunken wird. Genaue Dosierungen bei Pilzen finden Sie im Kapitel »Pilze«. Grundsätzliche Erläuterungen zur inneren Anwendung können Sie im Kapitel »Anwendungsmöglichkeiten des Grapefruitkern-Extrakts« nachlesen.

Was Sie sonst noch tun können

Grundsätzlich sind natürlich all jene Stoffe, die eine allergische Reaktion hervorrufen, zu vermeiden. Zudem können Sie dem Immunsystem helfen, indem Sie es in jeder Form entlasten und stärken.

Vermeiden Sie Streß und Hektik, und erlernen Sie eine Entspannungsmethode, die Ihnen etwas Ruhe und Ausgeglichenheit bringen kann.

Taulaufen (5 Minuten morgens in der nassen Wiese), Wassertreten (10 Minuten morgens im kalten Wasserbad), Saunabesuche, sportliche Betätigungen und die Einnahme von Echinacea-Tinktur stärken das Immunsystem.

ANGINA

Angina ist ein bakterieller Infekt im Bereich der Mandeln. Sie wird von starken Halsschmerzen und Fieber begleitet. Eine gründliche Ausheilung der Angina ist unbedingt notwendig, um einen chronischen Verlauf oder weitere Folgeerkrankungen zu verhindern. Nehmen Sie auf alle Fälle Kontakt mit Ihrem Arzt auf.

Grapefruitkerne eignen sich aufgrund ihrer bakterienabtötenden Eigenschaften für die Behandlung von Angina, wobei der Extrakt äußerlich und innerlich zur Anwendung kommt.

 ### Grapefruitkern-Anwendungen

◆ Mischen Sie 10 Tropfen Grapefruitkern-Extrakt in ein Glas mit warmem Wasser, und gurgeln Sie täglich 5-6 Mal.

◆ Betupfen Sie die entzündeten Mandeln täglich dreimal mit Grapefruitkern-Extrakt, der mit etwas Wasser vermischt wurde (1:1).

◆ Entzündliche Prozesse können mit Grapefruitkern-Extrakt auch innerlich behandelt werden. Trinken Sie 2-3mal täglich ein Glas Wasser, dem etwa 10 Tropfen Grapefruitkern-Extrakt zugesetzt wurde (siehe »Anwendungsmöglichkeiten des Grapefruitkern-Extrakts«).

Die Kost sollte leicht, reiz- und salzarm sein. In den ersten Tagen sollten Sie mit Fruchtsäften und Zitronensaft reichlich Vitamin C (2-5 g) zu sich nehmen. Um die inneren Abwehrkräfte zu steigern, nehmen Sie Echinacea-Tinktur ein.
Vorbeugende Maßnahmen zur Kräftigung des Immunsystems, wie Taulaufen, Wassertreten oder Wechselbäder, sind bei häufigerem Auftreten von Angina zu empfehlen.

Altbewährte Heilmittel

◆ Mischen Sie Brennessel, Brombeerblätter, Rosenblüten und Veilchen zu gleichen Teilen. Übergießen Sie einen Teelöffel der Mischung mit 1/4 Liter heißem Wasser und lassen Sie den Tee 10 Minuten lang ziehen. Trinken Sie drei Tassen täglich.

◆ Schwitzpackungen und Ganzkörperwaschungen tragen zur schnelleren Ausheilung der Angina bei.

◆ Bei Fieber sind kühle Wadenwickel nützlich, die mit Wasser oder Essigwasser getränkt werden. Erhöhte Temperatur oder Fieber sind wichtige Faktoren, die eine schnellere Ausheilung von Erkrankungen begünstigen, und müssen nicht zwingend gesenkt werden.

Der Grapefruitkern-Extrakt ist ein stark wirkendes Heilmittel, ohne jedoch reizend auf die Haut zu wirken. Besonders für Babys und Kleinkinder, deren Haut noch sanfter und empfindlicher ist als die Erwachsener, ist der Grapefruitkern-Extrakt zur Behandlung der verschiedenen Krankheiten bestens geeignet.

 ## Grapefruitkern-Anwendungen

◆ Pilzinfektionen im Mund- und Windelbereich (als Soor bezeichnet) können mit dem Grapefruitkern-Extrakt behandelt werden.
Zur Behandlung des Mundbereichs verrühren Sie eine halbe Kapsel Grapefruitkern-Pulver (beinhaltet weniger Bitterstoffe und ist deshalb für Kinder besser geeignet) in einem halben Glas Wasser. Pinseln Sie den Mund- und Rachenraum mit der Lösung aus. Größere Kinder können die Lösung auch gurgeln.
Zur Behandlung der Pilzinfektion im Windelbereich vermischen Sie 10 Tropfen Grapefruitkern-Extrakt mit einem Schnapsgläschen Öl und reiben die Haut dreimal täglich vorsichtig ein. Zudem ist es ratsam, keine Plastikwindeln zu verwenden. Stoffwindeln sind saugfähiger und erzeugen keinen Wärmestau, der für Pilze optimale Lebensbedingungen schafft. Beim Waschen der Windeln sollten dem letzten Spülgang 20 Tropfen Grapefruitkern-Extrakt zugesetzt werden, um die Pilzsporen abzutöten.

◆ Wundgelegene Stellen können bei Babys ebenfalls mit dem Grapefruitkern-Extrakt behandelt werden. Mischen

Sie dazu 10 Tropfen Grapefruitkern-Extrakt in ein Schnapsgläschen mit Öl, das Sie dreimal täglich auf die wunden Stellen auftragen.

◆ Aufgrund seiner reinigenden und pflegenden Wirkung kann der Grapefruitkern-Extrakt auch zur regelmäßigen Pflege der Babyhaut verwendet werden. Setzen Sie dazu Ihrem Hautöl oder dem Babyshampoo einige Tropfen Grapefruitkern-Extrakt zu.

BISSVERLETZUNGEN

Bißwunden, die durch Tiere verursacht werden, sind nicht nur schmerzhaft, sondern auch gefährlich, da sie zu folgenschweren Infektionen führen können. Die scharfen Zähne der Tiere dringen tief ins Gewebe ein und lagern dort Bakterien ab. Der Heilungsprozeß solcher Wunden kann langwierig sein. Bei Bißverletzungen ist der Arzt aufzusuchen.

Grapefruitkerne eignen sich zur Behandlung von Bißwunden, da ihre Wirkstoffe Bakterien abtöten, die Wunde sterilisieren und für eine schnelle Heilung sorgen.

Grapefruitkern-Anwendungen

◆ In den ersten Tagen sollten Sie mehrmals täglich Grapefruitkern-Extrakt (mit Wasser im Verhältnis 1:1 verdünnt) auf die Wunden träufeln. Wenn der Heilungsprozeß sichtbar voranschreitet, genügt die einmalige tägliche Anwendung, bis die Wunde gänzlich verheilt ist.

Was Sie sonst noch tun können

Bißverletzungen sind nicht zum Spaßen. Suchen Sie auf alle Fälle Ihren Hausarzt auf!

Altbewährte Heilmittel

◆ Innerlich kommt Arnikatee zur Anwendung. Gießen Sie 1/4 Liter heißes Wasser auf zwei Teelöffel Arnikakraut auf, und lassen Sie den Tee 10 Minuten lang ziehen. Seihen Sie ab, trinken Sie drei Tassen täglich.

BLASENENTZÜNDUNG

Blasenentzündungen können sehr schmerzhaft sein. Das Wasserlassen wird von brennenden, stechenden Schmerzen begleitet. Der Urin kann sich eintrüben, sogar rötliche Farbe annehmen (von den Blutanteilen gefärbt) und übel riechen. Nicht selten gehen Blasenentzündungen mit fiebrigen Prozessen einher.

Grapefruitkerne haben eine stark entzündungshemmende Wirkung und können bei Blasenentzündungen sehr gute Dienste leisten.

Grapefruitkern-Anwendungen

◆ Innere Anwendung von Grapefruitkern-Extrakt. Etwa 10 Tropfen des Extrakts in einem Glas Wasser auflösen und dreimal täglich trinken (siehe »Anwendungsmöglichkeiten des Grapefruitkern-Extrakts«).

Was Sie sonst noch tun können

Meiden Sie salzhaltige und stark gewürzte Speisen, ebenso Alkohol, Fleisch, Wurst und Kaffee.

Vollwertkost mit viel Gemüse, Obst und Salaten sollte Ihren Speiseplan bestimmen. Trinken Sie viel, damit die Blase gut durchgespült wird. Achten Sie auf die reichliche Aufnahme von Vitamin C.

Halten Sie Ihre Füße und Ihren Unterleib warm, besonders wenn Sie zu Blasenentzündungen neigen. Für ältere Menschen mit Blasenentzündungen ist es ratsam, den Urinstatus vom Arzt kontrollieren zu lassen.

Altbewährte Heilmittel

◆ Nehmen Sie regelmäßig Sitzbäder mit Zinnkraut. Setzen Sie dazu 100 g Zinnkraut in kaltem Wasser an und lassen Sie es über Nacht ziehen. Am nächsten Tag aufkochen und dem Badewasser zusetzen. Die Badedauer soll 20-30 Minuten betragen.

◆ Besonders, wenn die Beschwerden von Schmerzen begleitet werden, empfehlen sich heiße Heublumensäcke oder Leinsamenauflagen.

BRONCHITIS

Erkältungskrankheiten stellen sich insbesonders im Herbst und Frühjahr ein, wenn sich der Körper auf die stark wechselnden Temperaturen einzustellen versucht und das Immunsystem dadurch geschwächt ist. Die Bronchitis, eine Infektion der oberen Atemwege, begleitet meist eine Erkältung (siehe »Erkältungskrankheiten«). Zum quälenden, trockenen Husten gesellt sich nach wenigen Tagen ein starker Schleimauswurf. Heiserkeit und Halsschmerzen können ebenfalls auftreten.

Grapefruitkerne können aufgrund ihrer antiseptischen und schleimlösenden Wirkung bei Bronchitis gute Dienste leisten.

Grapefruitkern-Anwendungen

◆ Innere Anwendung des Grapefruitkern-Extrakts. Dreimal täglich ein Glas Wasser, dem etwa 10 Tropfen Grapefruitkern-Extrakt zugesetzt sind (siehe »Anwendungsmöglichkeiten des Grapefruitkern-Extrakts«).

◆ Für Kinder empfiehlt es sich, den Grapefruitkern-Extrakt (1-2 Tropfen) in Honig aufzulösen, den man dreimal täglich auf der Zunge zergehen läßt. Bei Kindern ist das Grapefruitkern-Pulver grundsätzlich günstiger, da es kaum Bitterstoffe enthält.

◆ Gurgeln mit Grapefruitkern-Extrakt. 10 Tropfen Grapefruitkern-Extrakt in ein Glas mit Wasser. Mehrmals täglich gurgeln.

Wenn die Bronchitis von Fieber begleitet wird, heißt es, Bettruhe halten. Kühle Wickel um die Waden senken das Fieber. Trinken Sie reichlich, und achten Sie auf ausreichende Luftfeuchtigkeit (nasse Tücher über die Heizkörper).

Vorbeugende Maßnahmen, um das Immunsystem zu stärken, werden notwendig, wenn die Bronchitis immer wieder auftritt. Besuchen Sie regelmäßig die Sauna, laufen Sie morgens im Tau, treten Sie Wasser, oder nehmen Sie Wechselbäder. Ebenfalls förderlich für die Stärkung des Immunsystems ist die Ergänzung des Speiseplans durch die Vitamine A und E, Selen und Zink (Kohlgemüse, gelbes und rotes Gemüse, Haferflocken) und die regelmäßige Einnahme von Echinacea-Tinktur. Ätherische Öle lindern den Hustenreiz (Eukalyptus-, Pfefferminzöl).

 ## Altbewährte Heilmittel

◆ Salbei, Thymian, Brennessel und Huflattich zu gleichen Teilen, 2 Teelöffel auf 1/4 Liter Wasser als Aufguß. Dreimal täglich eine heiße Tasse mit Honig gesüßt.

◆ Höhlen Sie einen schwarzen Rettich aus, füllen Sie ihn zur Hälfte mit flüssigem Honig, und lassen Sie das Ganze etwa eine Stunde ziehen. Nehmen Sie den so gewonnenen Saft mehrmals am Tage teelöffelweise zu sich.

◆ Kochen Sie zwei gehackte Zwiebeln in 1/2 Liter Milch etwa 15 Minuten lang. Süßen Sie anschließend mit Honig und trinken Sie davon über den Tag verteilt.

DERMATITIS

Dermatitis wird in den meisten Fällen durch eine allergische Reaktion auf bestimmte Stoffe ausgelöst. Seelische Unausgeglichenheit infolge Streß, Überbeanspruchung, usw. können ebenfalls Auslöser sein oder die Hautentzündungen zumindest begünstigen.

Grapefruitkerne eignen sich aufgrund ihrer entzündungshemmenden Wirkung, um Hautprobleme dieser Art zu behandeln.

Grapefruitkern-Anwendungen

◆ Massieren Sie die befallenen Hautstellen zweimal täglich mit Grapefruitkernöl. Das Öl können Sie selbst herstellen (60-80 Tropfen Grapefruitkern-Extrakt auf 100 ml Basisöl) oder aus der Apotheke beziehen.

◆ Nehmen Sie regelmäßig Vollbäder, die mit 20-30 Tropfen Grapefruitkern-Extrakt angereichert sind.

Was Sie sonst noch tun können

Zur Körperpflege verwenden Sie bitte ausschließlich medizinische, pH-neutrale Seifen (am besten Grapefruitkern-Seife). Unterziehen Sie sich unbedingt einem Allergietest, der Aufschluß über die allergieauslösenden Stoffe gibt. Achten Sie auf Ihre Verdauung. Stark gewürzte, salzige, fette Speisen, Alkohol und Tabak sollten Sie meiden, da sie eine negative Wirkung auf die Haut haben. Ihre Ernährung sollte sich aus Vollkornprodukten, Salaten, Rohkost, wenig

Fleisch, Milchprodukten und Obst zusammensetzen. Die Vitamine A, C, E sowie Betacarotin und Zink sind für die Haut besonders wichtig. Nehmen Sie zusätzlich täglich drei Eßlöffel Weizenkeime und drei Teelöffel Hefepulver (Vorsicht bei Pilzerkrankungen), in Wasser angerührt, zu sich. Abends noch ein fettarmes Joghurt.

Sonnenbaden in Maßen oder das Sonnen in Solarien wirkt sehr positiv auf die Haut. (Wie gesagt, in Maßen und Vorsicht vor Sonnenbränden). Die Haut ist das Spiegelbild der Seele. Um seelische Ausgeglichenheit zu bewahren oder zu erreichen, empfiehlt sich eine Entspannungsmethode wie das Autogene Training oder Yoga.

 ── **Altbewährte Heilmittel** ──────

◆ Folgender Kräutertee hat sich bei Hautproblemen bewährt: Löwenzahn, Zinnkraut, Brennessel und Odermennig zu gleichen Teilen mischen, einen Teelöffel der Mischung mit 1/4 Liter Wasser übergießen, 10 Minuten ziehen lassen und abseihen. Drei Tassen täglich trinken.

◆ Morgendliches Wassertreten (kaltes Wasser) und Taulaufen (ca. 5-10 Minuten) stärken die körpereigenen Abwehrkräfte.

◆ Immunsystemstärkend wirkt auch die regelmäßige Einnahme von Echinacea-Tinktur.

Durchfall

Reagiert der Körper mit Durchfall, kann dies vielschichtige Ursachen haben. In erster Linie dient er dazu, Gift- und Schlackenstoffe auszuscheiden. Deshalb sollte man den Durchfall nicht gleich mit den entsprechenden Medikamenten stoppen, sondern bis zur Behebung eines Durchfalls ruhig ein bis zwei Tage abwarten. Zur Unterstützung des Körpers muß in dieser Zeit viel getrunken werden, um Flüssigkeitsverluste auszugleichen.

Durchfall kann jedoch auch bedeuten, daß sich Krankheitserreger in Ihrem Darm festgesetzt haben (siehe »Magen-Darm-Infektionen«). Wenn sich ein Durchfall nach kurzer Zeit mit einfachen Mitteln nicht beheben läßt, sollten Sie auf alle Fälle einen Arzt aufsuchen.

Schließlich kommen für den Durchfall auch oft psychische Probleme als Auslöser in Betracht (Angst etc.).

Grapefruitkern-Anwendungen

◆ Nehmen Sie dreimal täglich verdünnten Grapefruitkern-Extrakt zu sich. 3-15 Tropfen auf ein Glas Wasser (siehe »Anwendungsmöglichkeiten des Grapefruitkern-Extrakts«).

Was Sie sonst noch tun können

Stark gewürzte, schwer verdauliche und alle Speisen, die den Körper zusätzlich beanspruchen, sollten Sie unbedingt vermeiden. Auch auf Alkohol, Tabak und Kaffee sollten Sie verzichten. Wenn der Durchfall kein Ende nehmen will oder von Fieber begleitet wird, müssen Sie den Arzt kontaktieren.

 —————————— **Altbewährte Heilmittel** ——————————

◆ Ein Tee mit stopfender Wirkung setzt sich aus Blutwurz, Eichenrinde, Walnußblättern und Melisse zusammen. Einen Teelöffel der Mischung mit 1/4 Liter heißem Wasser überbrühen. Lassen Sie den Tee 10 Minuten lang ziehen, und seihen Sie ab. Trinken Sie drei Tassen täglich.

◆ Auch die Auflage einer Wärmflasche oder warmer Umschläge sind hilfreich. Sie sollten wenigstens eine halbe Stunde verbleiben.

◆ Altbewährt ist der mit Schale geschabte Apfel. Er entzieht dem Darm die Flüssigkeit und stopft.

◆ Rasche Wirkung zeigt auch Coca-Cola mit Salzstangen. Nach dem Ausrühren der Kohlensäure das Cola trinken und die Salzstangen dazu essen.

EKZEME

Die Bildung von Ekzemen kann sehr unterschiedliche Ursachen haben. Bei Erwachsenen treten Sie infolge von Störungen des Stoffwechsels, des Hormonhaushalts oder infolge von allergischen Reaktionen auf. An den befallenen Hautstellen bilden sich gerötete Pusteln, die meist stark jucken und nässen, wenn sie durch Kratzen geöffnet werden. Bei Kindern bildet sich das Ekzem meist an der Kopfhaut in Form des Milchschorfs aus.

Grapefruitkerne eignen sich aufgrund ihres Wirkungsspektrums für die Behandlung von Ekzemen. Auch entzündliche Prozesse, entstanden durch das Aufkratzen der betroffenen Hautstellen, können mit dem Extrakt behandelt werden.

Grapefruitkern-Anwendungen

◆ Für die Behandlung eignen sich das Grapefruitkernöl oder -lotion besonders gut. Beides ist im Fachhandel erhältlich oder läßt sich problemlos selbst herstellen. Tragen Sie das Öl zweimal täglich auf die betroffenen Hautstellen auf.

Was Sie sonst noch tun können

Die Umstellung der Ernährung steht an erster Stelle der Behandlung von Ekzemen. Meiden Sie tierisches Eiweiß (Fleisch, Milch, Eier), essen Sie vollwertig, viel frisches Obst und Gemüse. Verzichten Sie auf stark gewürzte Speisen. Störungen im Darmbereich begünstigen die Ekzembildung.

Die Aufnahme von Zink und Carotinoiden (gelbes und rotes Gemüse) sollte forciert werden. Trinken Sie ausreichend Flüssigkeit, um Gift- und Schlackenstoffe auszuschwemmen.

Seelische Unausgeglichenheit begünstigt Ekzeme. Versuchen Sie stressige Situationen zu meiden, spazieren Sie viel in frischer Luft und praktizieren Sie eine Entspannungsmethode (Yoga, Autogenes Training), um die Seele im Gleichgewicht zu halten.

Mäßiges Sonnenbaden oder der Besuch im Solarium erhöhen die Heilungschancen (Vorsicht vor Sonnenbränden). Auch die salzhaltige Meeresluft hat eine heilende Wirkung, besonders die des Toten Meeres. Als Alternative sind Bäder, die mit Salzen des Toten Meeres (in der Apotheke erhältlich) angereichert werden, empfehlenswert.

 —————— **Altbewährte Heilmittel** ——————

◆ Folgender Tee wirkt blutreinigend: Mischen Sie Brennessel, Ehrenpreis und Ringelblume zu gleichen Teilen, und gießen Sie einen Teelöffel der Mischung mit 1/4 Liter heißem Wasser auf. Trinken Sie dreimal täglich eine Tasse.

◆ Um die Nebennierenrinde zu einem vermehrten Ausscheiden von körpereigenem Kortison anzuregen, sollten Sie frühmorgens nach dem Aufstehen eine kalte Dusche nehmen.

◆ Betupfen Sie die vom Ekzem befallenen Hautstellen mehrmals täglich mit Zinköl.

ERKÄLTUNGSKRANKHEITEN

Der Mensch ist besonders in den Übergangszeiten, wenn die Tage schon warm, die Nächte aber noch recht kalt sind, anfällig für Erkältungskrankheiten. Das Immunsystem wird durch die ständig wechselnden Außentemperaturen geschwächt. Krankheitserreger haben nun einen leichten Zugang.

Die häufigsten Formen der Erkältungskrankheiten sind der grippale Infekt und die echte Grippe (Influenza). Die Symptome beider Infekte sind ähnlich, die echte Grippe ist jedoch die schwerere Erscheinungsform. Man fühlt sich müde und abgeschlagen, hat zum Teil sehr hohes Fieber, die Nerven und Muskeln schmerzen, der Rachen ist oft entzündet. Außerdem gesellt sich meist ein starker Schnupfen dazu. Vorbeugende Maßnahmen gegen Grippe gibt es eigentlich nicht. Die Grippeimpfung kann zwar bestimmten Viren vorbeugen, aber die Chance, von einem neuartigen, resistenten Virus befallen zu werden, ist sehr groß.

Der Grapefruitkern-Extrakt kann bei Erkältungskrankheiten gute Dienste leisten, da er, innerlich angewendet, gegen die Verursacherviren vorgehen kann. Auch bei der Behandlung von Begleitsymptomen, wie Halsschmerzen, Husten und Heiserkeit (siehe »Schnupfen«, »Halsschmerzen«, »Husten« , »Heiserkeit«) kann der Grapefruitkern-Extrakt ausgezeichnete Dienste leisten.

Grapefruitkern-Anwendungen

◆ Zur innerlichen Anwendung werden 3-15 Tropfen Grapefruitkern-Extrakt in ein Glas Wasser verrührt. 2-3mal täglich anwenden (siehe auch »Anwendungsmöglichkeiten des Grapefruitkern-Extrakts«).

◆ Vollbäder, denen 10-20 Tropfen Grapefruitkern-Extrakt beigesetzt sind, helfen dem Körper bei der Bekämpfung der Viren und wirken allgemein stärkend auf das Immunsystem. Außerdem wirkt das Vollbad entspannend und lindert die Gliederschmerzen.

 ## Was Sie sonst noch tun können

Um den Körper zu entlasten und ihm seine Kräfte für die Heilung der Erkältung voll zur Verfügung zu stellen, sollten Sie auf schwere, salzige, stark gewürzte Kost verzichten. In der ersten, akuten Phase des grippalen Infektes ist es ratsam, eine Diät, die ausschließlich aus Fruchtsäften und Tees besteht, einzuhalten. Danach können Sie beginnen, leichte Kost, wie Haferschleimsuppe oder gekochtes Gemüse, zu sich zu nehmen. Eine ausreichende Zufuhr von Vitamin C (2-5 g täglich), Zink, Selen, Vitamin A und E (meist durch die Ernährung alleine nicht abgedeckt) ist unerläßlich. Wenn Sie immer wieder mit Erkältungskrankheiten konfrontiert werden, ist es sinnvoll, vorbeugende Maßnahmen zur Kräftigung des Immunsystems ins Auge zu fassen. Saunabesuche, Wechselbäder, morgendliches Wassertreten oder Taulaufen und die Einnahme von Echinacea-Tinktur führen zu einer Stärkung des Immunsystems.

 ## Altbewährte Heilmittel

◆ Tee bei Grippe: Birkenblätter, Thymian, Veilchen und Spitzwegerich zu gleichen Teilen mischen, einen Teelöffel der Mischung mit 1/4 Liter Wasser übergießen, 10 Minuten ziehen lassen und abseihen. Drei Tassen täglich trinken.

◆ Legen Sie bei hohem Fieber im akuten Stadium kühle Brust- und Wadenwickel auf. Der Brustwickel sollte jede Stunde, die Wadenwickel alle 20 Minuten ausgetauscht werden.

◆ Später empfehlen sich Schwitzpackungen: Legen Sie mit heißem Wasser getränkte Tücher auf Oberkörper und Beine auf. Decken Sie sich warm zu, um den Körper richtig ins Schwitzen zu bringen. Die Schwitzpackung sollte eine Stunde andauern. Anschließend kurz kalt duschen. Trinken Sie dazu viel heißen Lindenblütentee.

FUSSPILZ

Aufgrund der »günstigen« Voraussetzungen – wie Feuchtigkeit, Wärme und Dunkelheit – fühlen sich Pilze im Bereich der Füße besonders wohl. Sie breiten sich am liebsten zwischen den Zehen und an der Unterseite des Fußes aus. Die von Pilzen befallene Haut ist von rötlicher Färbung, juckt, näßt und schuppt sich.

Die Behandlung mit Grapefruitkern-Extrakt ist aufgrund seiner fungiziden (also pilzabtötenden) Eigenschaften selbst bei gegen herkömmliche Mittel resistenten Pilzarten erfolgversprechend.

 ──────── **Grapefruitkern-Anwendungen** ────────

◆ Wenn die befallenen Hautstellen nicht zu empfindlich sind, kann der Grapefruitkern-Extrakt zweimal täglich mit wenig Wasser verdünnt angewendet werden.

◆ Bei Empfindlichkeit behandeln Sie die Hautstellen mit einer Grapefruitkern-Lotion aus 60-80 Tropfen Grapefruitkern-Extrakt auf 100 ml Alkohol. Betupfen Sie die betroffenen Stellen zweimal täglich.

◆ Geben Sie in eine Schüssel mit warmen Wasser 20 Tropfen Grapefruitkern-Extrakt, und nehmen Sie zweimal täglich ein Fußbad.

◆ Vor dem Zubettgehen reiben Sie die Stellen mit Grapefruitkern-Salbe ein. Diese können Sie selbst herstellen, indem Sie etwa 40-60 Tropfen Grapefruitkern-Extrakt mit einer Salbengrundlage (50 ml, in der Apotheke erhältlich) vermischen.

Da Pilzsporen sehr tief in der Haut sitzen, dauert es eine Zeit, bis sie ganz abgetötet sind. Führen Sie daher die Behandlung auch noch nach Abklingen der Symptome weiter.

Da sich Pilze in feuchten, warmen Regionen besonders wohlfühlen, müssen Sie für trockene Füße sorgen. Nach dem Waschen gut abtrocknen. Um Fußschweiß zu verhindern, ziehen Sie am besten Baumwoll- oder Wollsocken an und vermeiden synthetische Materialien. Wechseln Sie täglich Ihre Socken. Tragen Sie im Sommer luftdurchlässige Schuhe oder Sandalen. Laufen Sie im Schwimmbad nicht barfuß, da dort die Gefahr einer Pilzinfektion groß ist.

Bei Pilzinfektionen ist eine Diät einzuhalten (wie Diabetesdiät), um den Pilzen zusätzliche Nährstoffe zu entziehen.

Altbewährte Heilmittel

◆ Folgende Kräutermischung, als Tee angewendet, ist zu empfehlen: Mischen Sie Holunder, Brennessel und Birkenblätter zu gleichen Teilen. Gießen Sie einen Teelöffel mit 1/4 Liter heißem Wasser auf, lassen Sie den Tee 10 Minuten lang ziehen, und seihen Sie ab. Trinken Sie drei Tassen täglich.

◆ Fußbäder in Kochsalzlösung helfen, den Fußpilz zu bekämpfen. Lösen Sie etwa 50 Gramm Kochsalz in 2 Liter warmem Wasser auf. Baden Sie 20 Minuten lang.

◆ Knoblauch ist ein altes Mittel gegen Fußpilz. Zerdrücken Sie drei Knollen und setzen Sie diese in 1/4 Liter Pflanzenöl (am besten Olivenöl) an. Lassen Sie es zwei Wochen an einem dunklen, kühlen Ort stehen. Seihen Sie dann ab und tragen Sie es zweimal täglich auf die erkrankten Stellen auf.

HAARPFLEGE

Nicht nur die Haut, sondern auch das Haar spiegelt die körperliche und seelische Verfassung des Menschen wieder. Wenn dem Körper Eisen oder Vitamin B fehlt, kann sich das in stumpfem, brüchigem Haar zeigen. Der übertriebene Konsum von Genußmittel (Kaffee, Tabak, Alkohol), medikamentöse Therapien oder seelische Dauerbelastungen können die Substanz des Haares beeinträchtigen.

Zu häufiges Haarewaschen schädigt die Flora der Kopfhaut. Ihre reduzierte Widerstandsfähigkeit bietet somit einen idealen Nährboden für Pilz- und Bakterienkolonien. Die Belastungen, denen der moderne Mensch ausgesetzt ist, beanspruchen sein körperliches und mentales Immunsystem. Allergien beispielsweise sind Reaktionen auf diese »extremen« Lebensbedingungen und sie breiten sich wie ein Lauffeuer aus. Allergische Reaktionen auf verschiedenste Inhaltsstoffe in Kosmetika und Haut-Haar-Pflegeprodukten sind keine Seltenheit mehr.

All diese Bedingungen sprechen für eine Haarpflege mit ausgewählten schonenden und heilenden Komponenten, zu denen auch der Grapefruitkern-Extrakt zählt.

 ### Grapefruitkern-Anwendungen

◆ Für die Haarpflege können Sie Ihr Grapefruitkern-Shampoo selbst herstellen. Mischen Sie dazu ca. 10-20 Tropfen des Extrakts mit 100 ml mildem Shampoo.

◆ Bei starker Schuppenbildung oder bei Pilzinfektionen massieren Sie vor dem Waschen (mit Grapefruitkern-Shampoo) eine Grapefruitkern-Lotion in die Kopfhaut ein und lassen sie wenigstens 5 Minuten einwirken. Für die Herstellung der Lotion mischen Sie 10-20 Tropfen Grapefruitkern-Extrakt in einem Becher Wasser auf.

◆ Auch der bei Säuglingen oft auftretende Milchschorf läßt sich mit Grapefruitkern-Extrakt wunderbar behandeln. Dazu wird in die Kopfhaut zuerst Grapefruitkern-Lotion einmassiert. Etwa 5 Minuten wirken lassen und anschließend mit Wasser ausspülen.

◆ Vermeiden Sie bei allen Anwendungen im Kopfbereich müssen Sie darauf achten, daß kein Extrakt in die Augen gelangt. Sollte dies dennoch passieren, sofort mit klarem Wasser ausspülen.

───────── **Was Sie sonst noch tun können** ─────────

Bei schlechter Haarsubstanz stellen Sie Ihre Ernährung um. Ihr Speiseplan sollte vorwiegend Vollkornprodukte, Obst, Gemüse, Salate und Milchprodukte enthalten. Genußmittel sind zu reduzieren. Als Nahrungsergänzung trinken Sie drei Eßlöffel Weizenkeime und drei Teelöffel Hefepulver (Vorsicht bei Pilzerkrankungen) in Wasser angerührt. Abends steht zusätzlich ein fettarmer Joghurt auf dem Speiseplan. Zink und Molybdän sind für die Haare wichtige Spurenelemente. Sport an frischer Luft baut den Streß ab und aktiviert die körperlichen Funktionen.

───────── **Altbewährte Heilmittel** ─────────

◆ Innerlich angewendet, wirkt eine Kräutermischung mit Brennessel, Kamille, Johanniskraut und Lindenblüten. übergießen Sie zwei Teelöffel der Mischung mit 1/4 Liter heißem Wasser und lassen Sie den Tee 10 Minuten ziehen. Seihen Sie ab und trinken Sie drei Tassen täglich.

HALSSCHMERZEN

In den Übergangszeiten (Frühling und Herbst), wenn die Tage warm, die Nächte noch kalt sind, werden Menschen vermehrt von Erkältungen (siehe »Erkältungskrankheiten«) heimgesucht. Die Einstellung auf die Temperaturunterschiede beansprucht den Körper, das Immunsystem ist geschwächt und kann den ständigen Belastungen von außen nicht mit gewohnter Kraft strotzen. Erkältungen werden oft von lästigen Halsschmerzen, Husten oder Heiserkeit begleitet.

Grapefruitkerne haben eine stark entzündungshemmende und desinfizierende Wirkung, eignen sich deshalb besonders gut zur Behandlung von Halsschmerzen.

 —————— **Grapefruitkern-Anwendungen** ——————

◆ Halsschmerzen werden mit einer Grapefruitkern-Lotion behandelt. Mischen Sie 10 Tropfen Grapefruitkern-Extrakt mit einem Glas Wasser, und gurgeln Sie 4-6 mal täglich.

◆ Besonders für Kinder ist folgendes Rezept zu empfehlen. Lösen Sie 1-2 Tropfen Grapefruitkern-Extrakt in Honig auf, den Sie langsam im Mund zergehen lassen. Viermal täglich anwenden. Grundsätzlich ist das Grapefruitkern-Pulver für Kinder günstiger, da es weniger Bitterstoffe beinhaltet. Sie können also auch Grapefruitkern-Pulver unter den Honig mischen.

Vitamin C in jeder Form ist angeraten. Um den Körper bei der Heilung zu unterstützen, empfiehlt sich eine Diät, am besten in Form einer Saftkur (mit frischen Fruchtsäften).
Die regelmäßige Einnahme von Echinacea-Tinktur stärkt die Abwehrkräfte des Körpers. Auch Saunabesuche, Wassertreten, Taulaufen oder Wechselbäder wirken kräftigend auf das Immunsystem. Diese Maßnahmen sind besonders dann sinnvoll, wenn Sie regelmäßig unter Halsschmerzen zu leiden haben.

Altbewährte Heilmittel

◆ Bewährt hat sich eine Teemischung aus Holunderblüten, Kamille, Weidenrinde und Lindenblüten. Ein Teelöffel mit 1/4 Liter Wasser überbrühen,10 Minuten ziehen lassen, über den Tag verteilt trinken.

◆ Gurgeln mit Salzwasser: Zwei Teelöffel Salz werden in 1/4 Liter Wasser verrührt. Gurgeln Sie alle 30 Minuten.

◆ Kartoffelauflagen sind bei Halsschmerzen altbewährt. Wickeln Sie heiße, pürierte Kartoffeln in ein Tuch, das um den Hals gelegt und mit einem weiteren Tuch fixiert wird. Die Auflage sollte bis zum Abkühlen der Kartoffeln verbleiben.

Grapefruitkern-Extrakt eignet sich für verschiedenste Tätigkeiten im Haushalt, wo es seine desinfizierenden, pilzabtötenden und konservierenden Eigenschaften entfalten kann.

Desinfektion der Wäsche

◆ 10-20 Tropfen Grapefruitkern-Extrakt dem letzten Spülgang der Waschmaschine zusetzen.

Desinfektion von Geschirr

◆ 10-20 Tropfen Grapefruitkern-Extrakt dem letzten Spülgang der Spülmaschine oder dem Spülwasser zusetzen.

Desinfektion von Gegenständen

◆ 20-30 Tropfen Grapefruitkern-Extrakt mit einem Liter Wasser vermischen. Die Gegenstände 10-20 Minuten in die Lösung tauchen.

Haltbarmachen von Obst und Gemüse

◆ 20-25 Tropfen Grapefruitkern-Extrakt mit einem Liter Wasser vermischen. Das Obst oder Gemüse 10-20 Minuten in die Lösung einlegen. Danach gründlich abspülen.

Schimmelpilzbefall

◆ 20-30 Tropfen Grapefruitkern-Extrakt mit 1/2 Liter Wasser mischen. In eine Sprühflasche füllen und befallene Stellen gründlich einsprühen. Auftrocknen lassen und bei Bedarf wiederholen.

Läusebekämpfung bei Zimmer- oder Balkonpflanzen

◆ 10-30 Tropfen Grapefruitkern-Extrakt mit 1/2 Liter Wasser mischen. In eine Sprühflasche füllen und befallene Pflanzen gründlich einsprühen.

Schimmelpilzbefall bei Blumenerde

◆ 10-30 Tropfen Grapefruitkern-Extrakt mit 1 Liter Wasser mischen. Lösung in die pilzbefallene Blumenerde gießen.

Konservieren von Marmelade

◆ Das Konservieren von Marmelade mit Grapefruitkern-Extrakt ist nicht angeraten, da es zu bitter schmeckt. Es gibt jedoch die Möglichkeit, das weniger bittere Grapefruitkern-Pulver zu verwenden. Nach dem Abfüllen der Marmeladegläser wird eine hauchdünne Schicht Grapefruitkern-Pulver auf die Marmelade aufgestreut. Danach wird das Marmeladeglas verschlossen.

HAUTAUSSCHLAG & JUCKREIZ

Die Bildung eines Hautausschlags kann verschiedenste Gründe haben, die vor der Behandlung abzuklären sind. In vielen Fällen ist der Hautausschlag eine allergische Reaktion auf bestimmte Stoffe der Umwelt. Besonders nach vergeblichen Behandlungsversuchen oder wenn die Beschwerden immer wiederkehren, sollten Sie sich einem Allergietest unterziehen, der mögliche Auslöserstoffe identifiziert, um diese in Zukunft meiden zu können.

Grapefruitkern-Extrakt bietet bei Beschwerden dieser Art eine gute Besserungschance.

 ──────── Grapefruitkern-Anwendungen ────────

◆ Bei Hautausschlägen wird Grapefruitkernöl oder -creme, die Sie im Fachhandel käuflich erwerben können, verwendet. Reiben Sie die befallenen Hautstellen dreimal täglich ein. Das Öl und die Creme lassen sich auch selbst herstellen (siehe »Anwendungsmöglichkeiten des Grapefruitkern-Extrakts«).

 ──────── **Was Sie sonst noch tun können** ────────

Achten Sie auf Ihre Verdauung. Stark gewürzte, salzige, fette Speisen, Alkohol und Tabak sollten Sie meiden, da Sie eine negative Wirkung auf die Haut haben. Wenn Ihre Haut empfindlich ist, setzt sich Ihre Ernährung idealerweise aus Vollkornprodukten, Salaten, Rohkost, wenig Fleisch, Milchprodukten und Obst zusammen. Die Vitamine A, C, E sowie Betacarotin und Zink sind für die Haut besonders wichtig.

Zusätzlich sollten Sie drei Eßlöffel Weizenkeime und drei Teelöffel Hefepulver (Vorsicht bei Pilzerkrankungen), in Wasser angerührt, zu sich nehmen. Abends ergänzt ein fettarmes Joghurt den Speiseplan.

Sonnenbäder oder Solariumbesuche fördern die Stoffwechselvorgänge in der Haut und können eine durchaus positive Wirkung haben, wenn sie dosiert eingesetzt werden. Ständige Bestrahlungen und Sonnenbrände schädigen die Haut enorm und begünstigen neben einem vorschnellen Haut-Alterungsprozeß auch Erkrankungen der Haut.

Altbewährte Heilmittel

◆ Bei Hautausschlag mischen Sie Sauerklee, Brennessel, Gelbe Taubnessel und Löwenzahn zu gleichen Teilen. übergießen Sie einen Teelöffel der Tee-Mischung mit 1/4 Liter heißem Wasser. Trinken Sie täglich drei Tassen.

◆ Um das Immunsystem zu stärken, sollten Sie morgens kalte Güsse vornehmen, Taulaufen oder Wassertreten. Zudem bewirkt kaltes Wasser am Morgen ein vermehrtes Ausscheiden von körpereigenem Kortison, das bei der Heilung von Hautproblemen eine wichtige Rolle spielt.

◆ Bäder, die mit den Salzen des Toten Meeres angereichert sind, unterstützen die Heilung der Haut.

◆ Bei Juckreiz haben sich Auflagen mit Molke bewährt.

Hautpflege

Die Haut ist das größte menschliche Organ und hat eine besondere Stellung, da sie viele unterschiedliche Funktionen erfüllt. Sie ist Schutzorgan, Sinnesorgan, Wärmeregulierungsorgan, Ausscheidungsorgan und Atmungsorgan. Schenken Sie daher ihrer Pflege viel Aufmerksamkeit, zumal die Umweltbedingungen infolge von Luftverschmutzung und erhöhter Sonnenintensität immer härter werden. Grapefruitkern-Extrakt ist bei vielen Störungen der Haut ein hervorragendes Heilmittel. Daher kommt ihm bei der regelmäßigen Pflege der Haut eine besondere Bedeutung zu.

Grapefruitkern-Extrakt wird in vielen Körperpflege-Produkten verarbeitet. Neben Seifenprodukten, Deodorants und Cremes (siehe »Anwendungsmöglichkeiten des Grapefruitkern-Extrakts«) spielen die Körperöle eine besondere Rolle in der Hautpflege.

Grapefruitkern-Extrakt ist in Ölen zwar nicht löslich, kann aber mit einigen vermischt werden. Diese Ölmischungen lassen sich leicht selbst herstellen und auf den entsprechenden Hauttyp abstimmen. Bei der Mischung der Öle werden etwa 20-30 Tropfen des Extrakts auf 100 ml des Basisöls dosiert. Als Basisöl stehen Ihnen verschiedene pflanzliche Öle, wie Avocado-, Mandel-, Weizenkeim- oder Jojobaöl zur Verfügung.

Neben den Basisölen gibt es noch eine Menge von ätherischen Ölen, die bei der Hautpflege eingesetzt werden können. 100 ml Basisöl dürfen maximal 40-50 Tropfen ätherische Öle beinhalten. Sie sollten also immer darauf achten, daß Ihre Ölmischung nicht zu viele ätherische Öle enthält.

Ätherische Öle für die Haut

● bei empfindlicher Haut

Kamillenöl
Rosenöl
Lavendelöl
Grapefruitkern-Extrakt

● zur Hautstraffung

Melissenöl
Rosmarinöl
Johanniskrautöl
Calendulaöl
Grapefruitkern-Extrakt

● bei unreiner Haut

Calendulaöl
Rosmarinöl
Thymianöl
Kamillenöl
Lavendelöl
Grapefruitkern-Extrakt

● bei fettiger Haut

Geranienöl
Zitronenöl
Lavendelöl
Eukalyptusöl
Zypressenöl
Thymianöl
Grapefruitkern-Extrakt

● bei trockener Haut

Kamillenöl
Orangenöl
Jasminöl
Lavendelöl
Sandelholzöl
Grapefruitkern-Extrakt

Was Sie sonst noch tun können

Achten Sie auf Ihre Verdauung. Verzichten Sie auf stark gewürzte, salzige, fette Speisen, Alkohol und Tabak. Bei empfindlicher Haut ernähren Sie sich von Vollkornprodukten, Salaten, Rohkost, wenig Fleisch, Milchprodukten und Obst. Die Vitamine A, C, E sowie Betacarotin und Zink sind für die Haut besonders wichtig. Hefeprodukte (als Kapseln in der Apotheke) fördern die Gesundheit der Haut (Vorsicht mit Hefe bei Pilzinfektionen).

Regelmäßiges, aber mäßiges Sonnenbaden wirkt sich meist sehr positiv auf die Haut aus.

HEISERKEIT

Heiserkeit tritt meist als Begleitsymptom einer Erkältungskrankheit auf (siehe dort). Häufigste Ursachen sind Entzündungen des Kehlkopfs oder überlastete Stimmbänder.
   Der Grapefruitkern-Extrakt kann gute Dienste bei der Behandlung von Heiserkeit leisten.

 ## Grapefruitkern-Anwendungen

◆ Gurgeln Sie dreimal täglich mit einer Lösung von 3 Tropfen Grapefruitkern-Extrakt auf ein Glas Wasser.

 ## Was Sie sonst noch tun können

Meiden Sie alles, was Ihre Stimmbänder belasten könnte.
Sprechen Sie wenig, und stellen Sie das Rauchen ein. Sorgen Sie besonders nachts für ausreichende Luftfeuchtigkeit
in Ihrem Schlafzimmer. Die Zentralheizung führt zu einem
extremen Austrocknen der Raumluft. Für die richtige Funk-
tion aller Schleimhäute ist Feuchtigkeit unerläßlich. Stellen
Sie einen Eimer Wasser im Raum auf, oder legen Sie feuchte Handtücher auf die Heizkörper.
   Nehmen Sie viel Vitamin C zu sich, am besten in Form
von frischen Fruchtsäften.

 ## Altbewährte Heilmittel

◆ Salbei wird schon lange bei Heiserkeit eingesetzt. Bereiten Sie den Tee mit einem Eßlöffel Salbei und 1/4 Liter
   Wasser. Geben Sie dem Tee den Saft einer Zitrone zu,

und süßen Sie mit Honig. Trinken Sie davon drei Tassen täglich.

◆ Ein Salbei-Kamillentee kann auch als Gurgelwasser verwendet werden.

◆ Lindernd wirken kalte Halswickel, die alle 20 Minuten erneuert werden sollen (vorsichtig anwenden).

◆ Bibernellenwurzeln (in der Apotheke erhältlich) werden mehrmals täglich gekaut.

◆ Hilfreich ist die Petersiliemilch. Die frische, zerkleinerte Petersilie wird in ein Glas heiße Milch eingerührt, die Sie schluckweise trinken.

HERPES

Herpes zeigt sich in unterschiedlichen Krankheitsbildern, die durch Viren ausgelöst werden. Die mildere und harmlosere Form des Herpes sind Lippenbläschen und Bläschenbildung im Genitalbereich. Die schwere Form des Herpes hingegen ist die Gürtelrose. Hierbei handelt es sich um eine sehr schmerzhafte Nervenentzündung, hervorgerufen durch das Zoster-Virus. Gürtelrose muß zwingend von einem Arzt behandelt werden.

Der Herpes an Lippen und Genitalen ist, wie gesagt, zwar harmlos, aber sehr lästig und vor allem ansteckend. Der Partner muß mitbehandelt werden, um eine gegenseitige Ansteckung zu verhindern. Die Behandlung mit Zink- oder Pflanzensalben hat sich bei dieser Art des Herpes bewährt. Antiseptische Mittel sind nicht zu empfehlen, da die Haut meist dadurch noch mehr gereizt wird. Grapefruitkern-Extrakt zeigt bei der Behandlung von Lippen- und Genitalherpes eine ausgezeichnete Wirkung und kann auch bei der Gürtelrose, besonders im Anfangsstadium, erfolgreich eingesetzt werden. Es wirkt antiseptisch und antiviral, hat jedoch keine Reizung der Haut zur Folge.

 ## Grapefruitkern-Anwendungen

◆ Mischen Sie einige Tropfen des Grapefruitkern-Extrakts mit einem Eßlöffel Öl. Tragen Sie diese Mischung bei Lippenbläschen mehrmals täglich auf die betroffenen Stellen auf.

◆ Bei genitalem Herpes empfehlen sich Spülungen und Vollbäder mit Grapefruitkern-Extrakt.

◆ Auch die Gürtelrose läßt sich gut mit Grapefruitkernöl lindern. Das Öl können Sie selbst herstellen oder im einschlägigen Fachhandel erstehen.

◆ Für die innerliche Anwendung werden 3-15 Tropfen Grapefruitkern-Extrakt in ein Glas Wasser gerührt. Dreimal täglich ein Glas trinken.

Was Sie sonst noch tun können

Stellen Sie Ihre Ernährung um, wenn der Herpes immer wiederkehrt oder Sie an Gürtelrose leiden. Ihre Nahrung sollte viel Vitamin B, Zink und Selen enthalten. Vitamin B ist beispielsweise in Leber, Vollkornprodukten, Fleisch und Soja und in allen grünen Blattgemüsen enthalten. Nehmen Sie ausreichend Vitamin C zu sich.

Altbewährte Heilmittel

◆ Bereiten Sie einen Tee aus folgenden Kräutern: Thymian, Lavendel, Goldrute, Kerbel und Linde. Zu gleichen Teilen mischen. Einen Teelöffel mit 1/4 Liter heißem Wasser aufgießen, abseihen und dreimal täglich eine Tasse trinken.

◆ Die Schmerzen, die eine Gürtelrose verursachen kann, werden durch Hauswurz-Auflagen gemildert. Schneiden Sie die Blätter der Hauswurz der Länge nach auseinander. Mit dem Saft, der so gewonnen wird, tupfen Sie die befallenen Stellen mehrmals täglich ab.

HUSTEN

Frühjahr und Herbst sind die Jahreszeiten, in denen die Menschen besonders anfällig für Erkältungskrankheiten (siehe »Erkältungskrankheiten«) sind. Die starken Temperaturunterschiede belasten das Immunsystem, das nicht mehr seine ganze Energie zur Bekämpfung von krankheitserregenden Eindringlingen zur Verfügung hat. Husten ist meist ein Begleitsymptom der Erkältung.

 ### Grapefruitkern-Anwendungen

◆ Inhalieren Sie mit einer Eukalyptus-Grapefruitkern-Extrakt-Mischung. Wenn Sie kein Inhalationsgerät besitzen, geben Sie je 5 Tropfen beider Komponenten einem Topf mit kochendem Wasser bei. Beim Inhalieren über dem Topf, sollten Sie sich ein großes Handtuch überstülpen, das den Kopf und den Topf abdeckt, damit keine Dämpfe entweichen können. Inhalieren Sie etwa 15-20 Minuten lang.

◆ Lösen Sie 1-2 Tropfen Grapefruitkern-Extrakt in Honig auf, den Sie zweimal täglich langsam im Mund zergehen lassen (am besten morgens und abends). Bei Kindern ist allerdings die Verwendung von Grapefruitkern-Pulver sinnvoller, da es weniger Bitterstoffe enthält.

◆ 10 Tropfen Grapefruitkern-Extrakt auf ein Glas Wasser. Dreimal täglich gurgeln.

Unterstützen Sie Ihr Immunsystem. Stellen Sie den Konsum von Genußmitteln (Kaffee, Alkohol, Tabak) ein. Vitamin C in jeder Form ist sinnvoll, um Ihre Abwehrkräfte zu mobilisieren. Wenn immer wieder dieselben Krankheitssymptome auftreten, müssen Sie Ihr Immunsystem kräftigen: Besuchen Sie die Sauna, nehmen Sie Wechselbäder, und laufen Sie morgens im Tau, oder treten Sie Wasser. Trinken Sie viel, vor allem frische Fruchtsäfte. Auch Echinacea-Präparate, die in Apotheken erhältlich sind, stärken die Abwehrkräfte.

Altbewährte Heilmittel

◆ Bei Husten mit starker Verschleimung mischen Sie folgenden schleimlösenden Kräutertee: Huflattichblätter, Veilchenwurzel, Süßholzwurzel, Eibischwurzel, Spitzwegerichblätter zu gleichen Teilen, 1 Eßlöffel auf 1/4 Liter Wasser als Aufguß. Dreimal täglich eine heiße Tasse, mit Honig gesüßt.

◆ Plagt Sie ein starker, trockener Hustenreiz, bereiten Sie einen Tee aus Huflattichblättern, Eibischwurzel, Malvenblüten, Spitzwegerich und Hagebutten.

◆ Höhlen Sie einen schwarzen Rettich aus, füllen Sie ihn zur Hälfte mit flüssigem Honig, und lassen Sie das Ganze etwa eine Stunde ziehen. Nehmen Sie den so gewonnenen Saft mehrmals am Tage teelöffelweise zu sich.

◆ Schneiden Sie drei Zwiebeln klein, kochen Sie diese eine Viertelstunde lang in einem Liter Milch, und süßen Sie das Getränk mit Honig. Trinken Sie schluckweise mehrmals am Tag.

Im Sommer oder in warmen Urlaubsgebieten ist die Gefahr, von einem Insekt gestochen zu werden, recht groß. Stechmücken, obwohl meist harmlos, verursachen zumindest unangenehm juckende oder brennende Hautstellen. Die Stiche von Wespen und Bienen oder Spinnenbisse hingegen können sehr schmerzhaft sein. Die wirkliche Gefahr dieser Insektenstiche lauert in möglichen nachfolgenden Infektionen, beispielsweise durch Aufkratzen der Einstichstellen oder seitens allergischer Reaktionen, die bekanntermaßen bis zum Tode führen können. Auch ist die Möglichkeit der Erregerübertragung infolge Insektenstichen (-bissen) gegeben, die verschiedenste Krankheiten verursachen können.

 ### Grapefruitkern-Anwendungen

◆ Betupfen Sie die Hautstellen mit reinem Grapefruitkern-Extrakt (bei empfindlicher Haut mit etwas Wasser verdünnen).

◆ Entzündungen und Infektionen lassen sich durch Grapefruitkern-Extrakt (mit etwas Wasser vermischt) aufgrund seiner sterilisierenden Wirkung verhindern.

◆ Auch die Gefahr einer allergischen Reaktion läßt sich eindämmen, wenn man die Einstichstelle sofort mit Grapefruitkern-Extrakt (mit etwas Wasser vermischt) sterilisiert.

◆ Die Übertragung von Parasiten kann verhindert werden, wenn man die Krankheitserreger rechtzeitig mit Grapefruitkern-Extrakt (mit etwas Wasser vermischt) abtötet.

◆ Bei Zeckenbissen wird das Grapefruitkern-Extrakt (mit etwas Wasser vermischt) auf die Zecke geträufelt. Nach kurzer Zeit fällt die Zecke ab oder kann problemlos entfernt werden (nie gewaltsam entfernen, da sonst die Gefahr besteht, daß der Zeckenkopf in der Haut steckenbleibt). Danach wird die Bißwunde noch einmal mit Grapefruitkern-Extrakt (mit etwas Wasser vermischt) beträufelt, um Infektionen zu verhindern.

Was Sie sonst noch tun können

Konsumieren Sie keine Süßigkeiten, Früchtsäfte oder Obst in der Nähe von Insekten. Werden Sie gestochen und ein Stachel bleibt in der Haut zurück, entfernen Sie diesen so schnell wie möglich. Je länger der Stachel in der Haut sitzt, desto mehr Gift gelangt in den Körper.

Nach einem Insektenstich ist die Aufnahme von Kalzium wichtig (z.B. mittels Milchprodukten, am besten jedoch in Form von Tabletten), um eine mögliche allergische Reaktion abzuwenden. Unterlassen Sie das Kratzen.

Altbewährte Heilmittel

◆ Um den Juckreiz zu lindern und die Schwellung zu kühlen, legen Sie kalte Wickel auf.

KOPFSCHUPPEN

Die Ursachen für Kopfschuppen können sehr unterschiedlich sein. Zu häufiges Haarewaschen beispielsweise kann die Hautflora im Kopfbereich ungünstig beeinflussen, so daß sie den ständigen Angriffen von Pilzen und Bakterien nicht mehr gewachsen ist. Auch Durchblutungsstörungen oder eine falsche Ernährung können die Bildung von Schuppen begünstigen.

 ── **Grapefruitkern-Anwendungen** ────

◆ Für die Behandlung von Kopfschuppen eignet sich das Grapefruitkern-Shampoo am besten. Es ist im einschlägigen Fachhandel erhältlich, läßt sich aber auch selbst herstellen, indem Sie ca. 60-80 Tropfen des Grapefruitkern-Extrakts mit 100 ml Ihres hochwertigen Shampoos vermischen. Lassen Sie das Shampoo ein paar Minuten einwirken, bevor Sie es auswaschen.

◆ Bewährt hat sich auch die Grapefruitkern-Lotion, die wie das Shampoo 2-3mal wöchentlich angewendet wird. Für die Herstellung der Lotion mischen Sie 10-20 Tropfen Grapefruitkern-Extrakt in einem Becher Wasser auf. Die Lotion wird in das Haar einmassiert und nach längerer Einwirkzeit ausgewaschen.

 ── **Was Sie sonst noch tun können** ────

Bei hartnäckigen Kopfschuppen sollten Sie Ihre Ernährung umstellen. Verzichten Sie weitgehend auf tierische Eiweiße (Fleisch, Butter, Milch usw.). Vollkornprodukte, Gemüse und

Salate sollten vorwiegend den Speiseplan füllen. Vermeiden Sie den übermäßigen Konsum von Genußmitteln (Tabak, Alkohol usw.).

Die Vitamine A, C, E sowie Betacarotin und Zink sind für die Haut besonders wichtig. Hefeprodukte (als Kapseln in der Apotheke erhältlich) stellen einen wichtigen Faktor für die Gesundheit der Haut dar. (Vorsicht mit Hefe bei Pilzinfektionen).

Altbewährte Heilmittel

◆ Durchblutungsfördernd wirkt auch tägliches Massieren der Kopfhaut mit einer Bürste aus Naturborsten.

◆ Eine blutreinigende und beruhigende Wirkung hat folgender Kräutertee: Kamille, Lavendel, Brennessel und Thymian mischen, einen Teelöffel mit 1/4 Liter heißem Wasser aufgießen und 10 Minuten ziehen lassen. Dreimal täglich eine Tasse trinken.

KOPFLÄUSE

Wer gedacht hat, daß Kopfläuse ausgerottet sind oder nurmehr vereinzelt auftreten, der irrt. Besonders in unserer heutigen »sterilen« Gesellschaft ist das Thema aktueller denn je. In Kindergärten und Grundschulen treten immer wieder Kopfläuse auf, die bei den Kindern für peinigenden Juckreiz sorgen, ihre Eier in den Haaren ablegen und sich in Windeseile ausbreiten. So ohne weiteres lassen sich die Eier nicht aus den Haaren entfernen, es sei denn, man verwendet hochaktive Lausvertilgungsmittel, die nicht jedermanns Sache sind und zudem zu starken allergischen Reaktionen führen können.

Grapefruitkerne sind ein geeigneter Ersatz für die herkömmlichen chemischen Mittel. Sie töten die Läuse ab und lösen deren Eier, die an den Haarsträhnen abgelegt werden, auf. Zudem heilen sie Entzündungen, die durch Kratzen an der Kopfhaut hervorgerufen wurden.

 —— Grapefruitkern-Anwendungen ————

◆ Kümmern Sie sich nicht nur um Ihre Kopfhaut, sondern behandeln Sie Ihren gesamten Körper, damit auch Kopfläuse, die sich in andere Körperregionen verirrt haben, vernichtet werden. Bereiten Sie ein Grapefruitkern-Duschgel, das zu 50% aus Duschgel (für Körper und Haare) und 50% Grapefruitkern-Extrakt besteht. Seifen Sie den gesamten Körper ein, und lassen Sie die Waschlotion 20-30 Minuten lang einwirken. Vermeiden Sie den Kontakt des Grapefruitkern-Duschgels mit den Augen. Wiederholen Sie den Vorgang nach 3 Tagen.

PE PETER ERD   *Hilfe im Alltag*

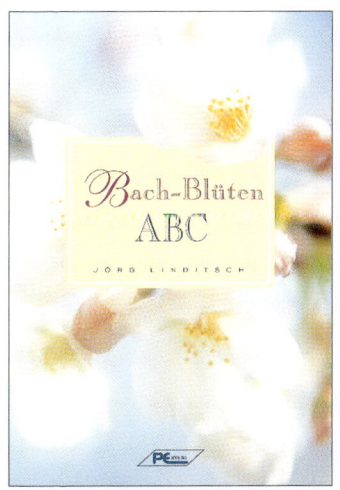

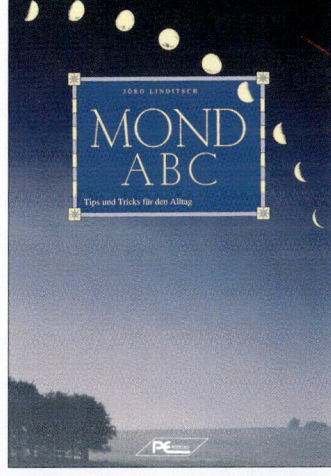

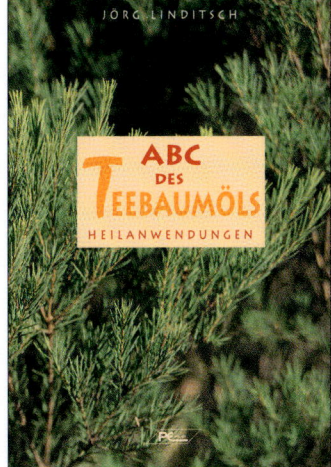

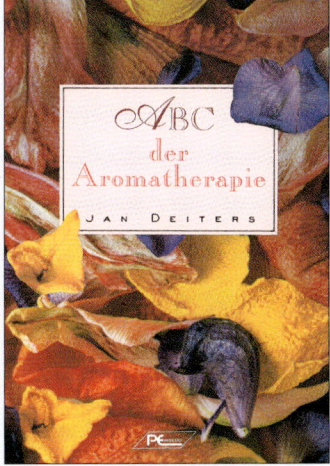

Absender (bitte leserlich schreiben)

Name, Vorname

Straße, Hausnummer

PLZ, Wohnort

Ich bestelle aus dem **Verlag Peter Erd** über die Buchhandlung
zur sofortigen Lieferung:

1 Ex. kostenloses Gesamtverzeichnis

___ Ex. Lindisch, **Bach-Blüten ABC**
0406-2; DM 24,80/ sfr 23,-/ öS 181

___ Ex. Lindisch, **Mond-ABC**
0407-0; DM 19,80/ sfr 19,-/ öS 145,-

___ Ex. Lindisch, **ABC des Teebaumöls**
0429-1; DM 19,80/ sfr 19,-/ öS 145,-

___ Ex. Deiters, **ABC der Aromatherapie**
0440-2; DM 19,80/ sfr 19,-/ öS 145,-

Datum/Unterschrift

Preise ohne Gewähr

Antwort

**Verlegerdienst München
z.Hd. Frau Triendl
Gutenbergstraße 1
D-82205 Gilching**

MAGEN-DARM-INFEKTIONEN

Magen-Darm-Infektionen werden durch Krankheitserreger ausgelöst, die über Nahrung oder Trinkwasser in den Körper gelangen. Auch virale Infektionen, die bevorzugt in der kalten Jahreszeit auftreten, können eine Infektion des Magen-Darm-Bereichs herbeiführen. Magen-Darm-Infektionen äußern sich in Durchfall, Bauchschmerzen, Übelkeit und Erbrechen.

Grapefruitkern-Extrakt eignet sich hervorragend zur Behandlung von Magen-Darm-Infektionen. Es wird von Patienten berichtet, die, nach Einnahme des Extrakts beim Auftreten der ersten Symptome, die Krankheit verhindern konnten.

Grapefruitkern-Anwendungen

◆ Zur innerlichen Anwendung 3-15 Tropfen des Extrakts, in einem Glas Wasser angerührt, 2-3mal täglich anwenden (siehe »Anwendungsmöglichkeiten des Grapefruitkern-Extrakts«).

Was Sie sonst noch tun können

Unterstützen Sie den Körper, indem Sie viel trinken, und so den durch Durchfall und Erbrechen verursachten Flüssigkeitsverlust ausgleichen.

Stark gewürzte, schwer verdauliche und alle Speisen, die den Körper zusätzlich beanspruchen, sollten Sie unbedingt vermeiden. Verzichten Sie ebenso auf Alkohol, Tabak und Kaffee. Wenn die Symptome nicht abklingen, müssen Sie unbedingt den Arzt aufsuchen.

◆ Ein Tee, der den Durchfall mildert, setzt sich aus Blut-wurz, Eichenrinde, Walnußblättern und Melisse zusam-men. Einen Teelöffel der Mischung mit 1/4 Liter heißem Wasser überbrühen. Lassen Sie den Tee 10 Minuten lang ziehen, und seihen Sie ab. Trinken Sie drei Tassen täglich.

◆ Eine Wärmflasche oder warme Auflagen im Magenbe-reich erleichtern die Beschwerden.

◆ Altbewährt ist der mit Schale geschabte Apfel. Er ent-zieht dem Darm Flüssigkeit und stopft.

Magengeschwüre

Magengeschwüre äußern sich durch dumpfe, reißende Schmerzen im Oberbauch, die oft zur linken Seite hin ausstrahlen. Die Ursachen für die Entstehung von Magengeschwüren sind noch nicht restlos geklärt und können sehr vielfältig sein. 1979 wurde das Bakterium Helicobacter pylori entdeckt, das sich in der Magenwand festsetzt und schädigend auf die Zellen wirkt. Im Normalfall werden Bakterien von der Magensäure vernichtet, nicht so Helicobacter pylori, da dieses sich mit einer alkalischen Hülle umgibt und somit von der Magensäure nicht aufgelöst werden kann. Im Laufe der Untersuchungen von Patienten mit Magengeschwüren wurde festgestellt, daß über 90% mit Helicobacter pylori infiziert waren. Das Bakterium reduziert die Produktion der schützenden Schleimschicht, die Magen und Verdauungstrakt vor der aggressiven Magensäure schützt. Es verursacht oder begünstigt damit die Entstehung von Geschwüren und Entzündungen im Magen- und Darmbereich.

Zusätzlich tragen stressige Lebensbedingungen und übermäßiger Konsum von Kaffee und Nikotin zur Bildung von Magengeschwüren bei, die besonders in unserer zivilisierten Welt immer mehr Opfer finden.

Schon eine geringe Konzentration von Grapefruitkern-Extrakt (1:1000) genügt, um Helicobacter pylori abzutöten.

Grapefruitkern-Anwendungen

◆ Nehmen Sie 3-15 Tropfen Grapefruitkern-Extrakt, in einem Glas Wasser aufgelöst, 2-3mal täglich zu sich. Die

Einnahme sollte eine halbe Stunde vor den Mahlzeiten auf nüchternen Magen erfolgen (siehe »Anwendungsmöglichkeiten des Grapefruitkern-Extrakts«).

 ## Was Sie sonst noch tun können

Ihre Ernährung sollte salzarm und leicht verdaulich sein. Tierisches Fett, Fleisch, weißes Mehl, Salat, saure Beeren und Steinobst sollten Sie nach Möglichkeit vermeiden. Auf Genußmittel wie Kaffee, Alkohol und Tabak muß unbedingt verzichtet werden. Achten Sie auf ausreichend basische Nahrungsmittel. Basisches Pulver aus der Apotheke unterstützt einen ausgeglichenen Säure-Basen-Haushalt. Lassen Sie sich beim Essen Zeit, kauen Sie gründlich. Achten Sie auf regelmäßigen Stuhlgang.

Streß begünstigt die Krankheit. Entspannungsmethoden wie das Autogene Training oder sportliche Betätigung in freier Natur können helfen, das seelische Gleichgewicht zu stabilisieren.

 ## Altbewährte Heilmittel

◆ Als Teemischung ist Kamille, geriebener Kümmel und Tausendgüldenkraut empfehlenswert. Einen Teelöffel der Mischung mit 1/4 Liter heißem Wasser übergießen und 10 Minuten lang ziehen lassen. Abseihen und drei Tassen täglich trinken.

◆ Bei Magengeschwüren finden im allgemeinen feuchtkalte Wickel Anwendung. Schmerzen werden mit heißen Auflagen, am besten mit Zusatz von Kamille, behandelt.

◆ Reiben Sie Kümmel und übergießen Sie etwa einen halben Teelöffel mit 1/4 Liter heißem Wasser. 15 Minuten ziehen lassen und schluckweise den Tag über trinken.

MUNDGERUCH

Zwiebel, Knoblauch, Alkohol oder Tabak, aber auch Bakterien, die sich im Bereich der Zähne und des Rachens festsetzen, sind die großen Atem-Killer. Bei chronischem Mundgeruch gehen Sie zum Arzt, und lassen Sie sich durchchecken.

Grapefruitkern-Extrakt eignet sich sehr gut als Spülung, um Mund und Rachenraum von Bakterien zu befreien und unangenehmen Mundgeruch zu stoppen.

Grapefruitkern-Anwendungen

◆ Lösen Sie ca. 10 Tropfen Grapefruitkern-Extrakt in einem Glas Wasser auf, und gurgeln Sie täglich mehrmals. Dies reinigt von Bakterien und sorgt für einen frischen Atem.

Was Sie sonst noch tun können

Meiden Sie alle Nahrungsmittel, die diesen heftigen Mundgeruch auslösen. Eine regelmäßige intensive Reinigung der Zähne durch den Zahnarzt kann Mundgeruch vorbeugen.

Altbewährte Heilmittel

◆ Bereiten Sie sich einen Tee aus Anis, Süßholzwurzel und Salbei. Zu gleichen Teilen mischen und einen Teelöffel mit 1/4 Liter Wasser aufgießen. Lassen Sie den Tee 10 Minuten lang ziehen, seihen Sie ab. Drei Tassen täglich.

◆ Bei Mundgeruch kauen Sie vor dem Essen 5 Wacholderbeeren, aber längstens 2 Wochen, da die Wirkstoffe der Wacholderbeeren nierenreizend wirken können.

Nagelpilz

Ein Pilzbefall der Finger- und Zehennägel (Paronychie) ist unangenehm und schmerzhaft. Die entzündeten Nagelhäutchen reagieren sehr empfindlich auf leiseste Berührungen.

Aufgrund der pilzabtötenden und entzündungshemmenden Eigenschaften, eignen sich Grapefruitkerne hervorragend für die Behandlung von Pilzerkrankungen.

 ## Grapefruitkern-Anwendungen

◆ Betupfen Sie die befallenen Stellen zweimal täglich mit Grapefruitkern-Lotion (10-20 Tropfen auf einen Becher Wasser).

◆ Vor dem Zubettgehen reiben Sie die Stellen mit Grapefruitkern-Salbe ein. Diese können Sie selbst herstellen, indem Sie 40-60 Tropfen Grapefruitkern-Extrakt mit einer Salbengrundlage (50 ml, in der Apotheke erhältlich) in einer kleinen Salbendose vermischen.

◆ Da die Pilze sehr tief in die Haut eindringen, ist es notwendig, die Behandlung auch nach Abklingen der Symptome eine Zeitlang fortzusetzen, um eine vollständige Abtötung der Pilze zu garantieren.

 ## Was Sie sonst noch tun können

Bei Pilzerkrankungen sollten Sie einige Ernährungsvorschriften beachten, um dem Pilz keine Nährstoffe für seine Weiterentwicklung zu liefern. Vermeiden Sie Hefeprodukte, Zucker und Alkohol. Medikamentöse Therapien mit Antibiotika zerstören die Bakterien, die für die Bekämpfung der Pilze zuständig sind.

Altbewährte Heilmittel

◆ Folgende Kräutermischung, als Tee angewendet, ist zur inneren Anwendung empfehlenswert: Mischen Sie Holunder, Brennessel und Birkenblätter zu gleichen Teilen. Gießen Sie einen Teelöffel mit 1/4 Liter heißem Wasser auf, lassen Sie den Tee 10 Minuten lang ziehen, und seihen Sie ab. Trinken Sie drei Tassen täglich.

NEURODERMITIS

Die von Neurodermitis befallenen Hautpartien jucken und infizieren sich durch ständiges Kratzen immer wieder aufs neue. Die Neurodermitis ist schwer heilbar, und der Heilungsprozeß bedarf einer Menge Geduld und Konsequenz. Es gibt kein allgemeingültiges Verfahren, das eine Heilung verspricht. Was die Ursachen betrifft, ist sich die Medizin nicht einig. Eine Gruppe vertritt die Ansicht, daß es sich bei Neurodermitis um eine allergische Hautreaktion (siehe »Allergien«) handelt, andere wiederum vermuten ihre Ursache in seelischen Mißstimmungen.

Eine Therapie mit Grapefruitkernen alleine kann die Neurodermitis nicht heilen, sondern nur juckreizstillend und entzündungshemmend wirken, also unterstützend zu anderen Maßnahmen eingesetzt werden.

 ─────────── Grapefruitkern-Anwendungen ───────────

◆ Massieren Sie die befallenen Hautstellen zweimal täglich mit einer Grapefruitkernöl-Mischung ein. Diese können Sie auch selbst herstellen oder aus der Apotheke beziehen.

◆ Vor dem Zubettgehen reiben Sie die Stellen mit Grapefruitkern-Salbe ein. Diese können Sie selbst herstellen, indem Sie etwa 40-60 Tropfen Grapefruitkern-Extrakt mit einer Salbengrundlage (50 ml, in der Apotheke erhältlich) in einer kleinen Salbendose vermischen.

Um der Neurodermitis Herr zu werden, ist es unbedingt notwendig, die Ernährung umzustellen. Produkte mit tierischen Eiweißen (Fleisch, Milch, Butter usw.) sollten nach Möglichkeit vermieden oder nur in Maßen genossen werden. Ihr Speiseplan sollte sich hauptsächlich aus Vollwertkost, Rohkost, frischem Gemüse, Salaten etc. zusammensetzen. Nehmen Sie viel Vitamin C, Zink, Mangan, Magnesium zu sich. Verwenden Sie in Maßen hochgesättigte Fettsäuren (Borretschöl, Leinöl). Ausreichend viel Flüssigkeit sorgt für eine zusätzliche Entschlackung und Entgiftung des Körpers.

Kleidungsstücke aus Wolle und synthetischen Fasern verstärken den Juckreiz. Tragen Sie Seiden- und Baumwollkleidung.

Seelische Krisen begünstigen die Neurodermitis. Deshalb ist es wichtig, für Ihre mentale Ausgeglichenheit zu sorgen. Erlernen Sie eine Entspannungsmethode, wie das Autogene Training oder Yoga. Da in erster Linie kleine Kinder unter Neurodermitis leiden, sollten Sie diesen besonders viel Zuwendung und Verständnis schenken.

Die Sonne, in Maßen genossen (Sonnenbrand unbedingt vermeiden), oder die Bestrahlung im Solarium wirkt sich positiv auf die Haut aus. Auch die salzhaltige Meeresluft hat eine heilende Wirkung, besonders die des Toten Meeres. Als Alternative sind Bäder, die mit Salzen des Toten Meeres (in der Apotheke erhältlich) angereichert werden, empfehlenswert.

- Als Teemischung empfiehlt sich Erdrauch 20 g, Eichenrinde 10 g, Brennessel 50 g, Ringelblume 30 g, Schöllkraut 30 g, Wiesengaißbart 40 g, Walnußschale 20 g, Weidenrinde 30 g, Ehrenpreis 30 g, Schafgarbe 20 g. Gießen Sie auf zwei Teelöffel der Mischung 1/4 Liter Wasser auf, und lassen Sie den Tee 10 Minuten lang ziehen. Trinken Sie fünf Tassen täglich.

- Um die Nebennierenrinde zu einem vermehrten Ausscheiden von körpereigenem Kortison anzuregen, sollten Sie frühmorgens nach dem Aufstehen eine kalte Dusche nehmen.

- Auch Molkepackungen haben sich bei Neurodermitis bewährt. Dazu wird ein Tuch mit Molke getränkt und aufgelegt. Decken Sie die Auflagen mit einem trockenen Tuch zu. Lassen Sie die Auflagen wenigstens eine Stunde einwirken.

OHRENBESCHWERDEN

Besonders empfindliche Menschen reagieren schon auf den leisesten Luftzug oder bei geringer Kälte mit Ohrenschmerzen. Oft stellen sich Ohrenschmerzen auch in Verbindung mit Erkältungen ein.

Grapefruitkerne eignen sich aufgrund ihrer entzündungshemmenden Wirkung für die Behandlung von Ohrenschmerzen.

Grapefruitkern-Anwendungen

◆ Bei Ohrenschmerzen können Sie mehrmals täglich warmes Weizenkeimöl (oder anderes Basisöl), das mit 10 Tropfen Grapefruitkern-Extrakt angereichert wurde, in die Gehörgänge träufeln. Um das Ausfließen des Öls zu verhindern, verschließen Sie die Ohren mit etwas Watte.

◆ In gleicher Weise verfahren Sie auch bei Mittelohrentzündungen. Zur inneren Behandlung sollten Sie zusätzlich etwa 10 Tropfen des Extrakts in einem Glas Wasser anrühren und zu sich nehmen (2-3mal täglich) - (siehe »Anwendungsmöglichkeiten des Grapefruitkern-Extrakts«).

◆ Geben Sie den Extrakt nie unverdünnt in die Ohren.

Was Sie sonst noch tun können

Besonders wetterfühlige Menschen sollten sich gegen Wind und Kälte entsprechend schützen, obwohl gerade bei ihnen abhärtende Maßnahmen, die das Immunsystem stärken, von Nöten wären. Das barfüßige Laufen im morgendlichen

Tau (5-10 Minuten), das Wassertreten in der Badewanne oder Wechselbäder wären beispielsweise Möglichkeiten, das Immunsystem zu kräftigen und damit Entzündungen vorzubeugen. Zudem können Sie reichlich Vitamin C, Selen und Zink zu sich nehmen, generell aber sehr vitaminreiche Kost in Form von Obst, Gemüse und Vollkornprodukten. Die regelmäßige Einnahme von Echinacea-Tinktur steigert die körpereigenen Abwehrkräfte.

 ——————— **Altbewährte Heilmittel** ———————

◆ Folgender Tee hat sich bei Ohrenschmerzen bewährt: Basilikum, Kamille, Eibisch und Salbei wird zu gleichen Teilen gemischt und 1/4 Liter Wasser auf einen Teelöffel der Mischung aufgegossen. Lassen Sie den Tee 10 Minuten lang ziehen, und seihen Sie ab. Trinken Sie drei Tassen täglich.

◆ Bei einem anderen altbewährten Rezept wird eine Handvoll Petersilie zerdrückt und in ein Tuch geschlagen, das auf das schmerzende Ohr aufgelegt wird.

PILZINFEKTIONEN

In letzter Zeit wird immer deutlicher, daß viele Krankheiten durch Pilzinfektionen verursacht oder begünstigt werden. Pilze können nicht nur verschiedenste Hautpartien befallen, sondern sich im Inneren des Körpers in Magen, Darm und anderen Organen festsetzen. Pilze fühlen sich in warmer, feuchter Umgebung besonders wohl und nisten sich deshalb bevorzugt im Mundbereich, im Intimbereich, in den Achselhöhlen, im Schritt, in den Nagelbetten oder an den Füßen ein.

Ein Grund für die ansteigende Rate der Pilzinfektionen ist die reichliche Einnahme von Antibiotika, die nicht nur krankheitserregende Keime, sondern auch Nutzbakterien abtöten, welche unter anderem für die natürliche Bekämpfung von Pilzen verantwortlich sind. Auch andere medikamentöse Therapien, Streß, minderwertige Lebensmittel, Umwelteinflüsse usw. schwächen das Immunsystem, das auch für die Abwehr von Pilzinfektionen verantwortlich ist. Pilze sind sehr ansteckend und können an Orten, die ihnen optimale Überlebensbedingungen bieten (Bäder, Sauna, Whirlpool usw.) übertragen werden. Innerlich nimmt der Körper die Pilze über die Atmung und die Nahrung auf. Pilzforscher haben herausgefunden, daß Pilze eine wesentliche Rolle bei vielen Krankheiten spielen oder diese zumindest günstig beeinflussen.

Die wichtigsten Schimmel- und Hefepilze, die Krankheiten auslösen oder begünstigen sind:

◆ Schimmelpilz Mucor: Verantwortlich für Durchblutungsstörungen und andere Herz-Kreislauf-Beschwerden.

◆ Schimmelpilz Aspergillus: Setzt sich im Lymphsystem und in den Gelenken fest.

◆ Schimmelpilz Penicillium: Verantwortlich für entzündliche Prozesse.

◆ Schimmelpilze setzen außerdem das Gift Aflatoxin frei, das auf Dauer die Leber schädigen kann.

◆ Hefepilz Candida albicans: Der schädlichste Hefepilz. Bei geschwächtem Immunsystem kann sich der Pilz von seinem Ursprungsort, dem Darm (wo er normalerweise keinen Schaden anrichtet) in die Lunge, die Nieren oder das Herz ausbreiten. Er kann verschiedene Symptome auslösen: Verdauungsbeschwerden, Menstruationsbeschwerden, Prostatabeschwerden, Allergien, Herzbeschwerden, Kopfschmerzen, Asthma, Diabetes, Gastritis, Magengeschwüre, Stimmungsschwankungen usw. Bei der Behandlung ist die Schulmedizin oft wenig erfolgreich. Mit dem Grapefruitkern-Extrakt wurden bisher – sogar bei resistenten Pilzen – ausgezeichnete Erfolge verbucht.

 ──────── **Grapefruitkern-Anwendungen** ────────

◆ Unverdünnt zweimal täglich, wenn die Hautstellen nicht zu empfindlich sind.

◆ In diesem Fall betupfen Sie die betroffen Stellen zweimal täglich mit einer Grapefruitkern-Lotion aus 40 Tropfen Grapefruitkern-Extrakt auf 100 ml Alkohol.

◆ Vor dem Zubettgehen reiben Sie die Stellen mit Grapefruitkern-Salbe ein. Vermischen Sie dazu 40-60 Tropfen Grapefruitkern-Extrakt mit 50 ml einer Salbengrundlage (in der Apotheke erhältlich).

◆ Innerlich wird Grapefruitkern-Extrakt in folgender Weise angewendet:

1. Woche: 3-9 Tropfen auf 1 Glas Wasser, einmal täglich.
2. Woche: 3-9 Tropfen auf 1 Glas Wasser, zweimal täglich.
3. Woche: 3-9 Tropfen auf 1 Glas Wasser, dreimal täglich (siehe »Anwendungsmöglichkeiten des Grapefruitkern-Extrakts«). Die Behandlung kann bei Bedarf auch länger (1-3 Monate) fortgesetzt werden.

Was Sie sonst noch tun können

Vor äußeren Pilzinfektionen schützt man sich am besten durch entsprechende Hygiene. Wäschestücke, die mit dem Pilz in Berührung gekommen sind, sollten unbedingt desinfiziert (mit speziellem Pilzmittel oder Grapefruitkern-Extrakt) oder ausgekocht werden. Als präventive Maßnahme sollten Sie in öffentlichen Badeanstalten oder Duschen von Sporteinrichtungen ausschließlich eigene Bademittel (Shampoo, Duschgel, Handtücher) verwenden. Auch Badesandalen, die den Bodenkontakt verhindern, schützen vor Pilzen. Kleidung aus Naturstoffen ist notwendig, da Kunstfasern Wärme stauen und damit optimale Lebensbedingungen für Pilze schaffen.

Bei Pilzerkrankungen sollten Sie einige Ernährungsvorschriften beachten, um dem Pilz keine Nährstoffe für seine Weiterentwicklung zu liefern. Vermeiden Sie Hefeprodukte, Zucker und Alkohol. Eine Diät, ähnlich der Diabetesdiät, ist angeraten. Dies ist insbesondere bei einem Organbefall durch Pilze von Bedeutung. Medikamentöse Therapien (Antibiotika, Kortison usw.) sollten unbedingt vermieden werden.

Vor Schimmel- und Hefepilzen schützen Sie sich am besten, indem Sie nicht mit ihnen in Berührung kommen und Schimmelbildung in Nahrung, Wohnung, Erde von Zimmerpflanzen usw. verhindern.

Pilzdiät

◆ *Welche Nahrungsmittel sind zu vermeiden?*
Hefebrot und -kuchen, Käse und einige Milchprodukte, Produkte aus weißem Mehl, Wurst, geräucherter Fisch, süße Früchte (Trauben, Birnen, Bananen, Melonen), Zucker, Honig, getrocknetes Obst, Alkohol, Fruchtsäfte, Limonaden, Kaffee, Tee, Hefeflocken, Tartex, Fertiggerichte, Suppenwürfel, Essig, Ketchup, Senf.

◆ *Welche Nahrungsmittel sind erlaubt?*
Sauerteigbrot, Knäckebrot, Kuchen ohne Zucker, Diätmargarine, Butter, Vollkornprodukte (Reis, Hafer, Gerste, Hirse, Weizen), Buttermilch, Sojamilch, Joghurt, Quark, Hüttenkäse, Hülsenfrüchte, Kartoffeln, Fleisch, Eier, Geflügel, Fisch, frisches Gemüse, Süßstoff, Nüsse, Samenkerne, Mineralwasser, Getreidekaffee, Kräutertee, Zitronensaft.

SCHNUPFEN

Schnupfen tritt meist begleitend zu einer Erkältung (siehe dort) auf. Die Nasenschleimhäute schwellen an und sondern Sekret ab. Oft wird der Schnupfen von starkem Niesreiz begleitet. Bei ungünstigem Verlauf besteht die Gefahr, daß die Erregerviren auf Hals, Nebenhöhlen oder Ohren übergreifen.

Der Grapefruitkern-Extrakt erweist sich bei Schnupfen als ausgezeichnetes Heilmittel, da er das Verursachervirus bekämpft und die Entzündung heilt.

Grapefruitkern-Anwendungen

◆ Mischen Sie drei Tropfen Grapefruitkern-Extrakt in ein Schnapsgläschen mit Wasser. Tränken Sie ein Wattestäbchen mit der Lösung und betupfen Sie damit die Naseninnenwände mehrmals täglich.

◆ Im Fachhandel ist das Grapefruit-Nasenspray erhältlich, mit dem Sie dreimal täglich in die Nase sprühen.

◆ Grapefruitkern-Extrakt in Kombination mit Eukalyptusöl kann bei Schnupfen wahre Wunder wirken. Geben Sie je 5 Tropfen beider Komponenten in einen Topf mit sehr heißem Wasser. Beugen Sie den Kopf über den Topf, decken Sie ihn mit einem großen Handtuch ab, und inhalieren Sie die Dämpfe 10-15 Minuten lang.

◆ Auch die innerliche Anwendung von Grapefruitkern-Extrakt ist empfehlenswert, um die Erkältungskrankheit selbst zu behandeln.

──────── **Was Sie sonst noch tun können** ────────

Neben den entsprechenden Ernährungsmaßnahmen (siehe »Erkältungskrankheiten«) sollten Sie das Immunsystem bei seinem Kampf gegen die Erkrankung unterstützen. Führen Sie Ihrem Körper ausreichend Vitamin C (2-5 g täglich), Zink, Selen, Vitamin A und E zu.

Stärken Sie Ihr Immunsystem durch die Einnahme von Echinacea-Tinktur. Auch der regelmäßige Besuch in der Sauna oder morgendliches Tau- oder Wassertreten stärkt die Abwehrkräfte Ihres Körpers.

 ──────────── **Altbewährte Heilmittel** ────────────

◆ Mischen Sie Kamille, Thymian, Salbei und Eukalyptus zu gleichen Teilen, und gießen Sie einen Teelöffel der Mischung mit 1/4 Liter heißem Wasser auf. Lassen Sie den Tee 10 Minuten ziehen, und trinken Sie dreimal täglich eine Tasse.

◆ Bei Schnupfen haben sich kalte Gesichtswaschungen und heiße Nackenwaschungen bewährt.

◆ Erleichterung bringt Eukalyptusöl, das Sie mit dem Finger um die Nasenhöhlen auftragen.

SCHUPPENFLECHTE

Die Schuppenflechte (Psoriasis) ist eine chronische Hauterkrankung mit vielschichtigen Ursachen. Meist tritt sie an Kopfhaut, Ellbogen, Kniegelenken, Beinen und Armen auf. Die befallenen Hautpartien sind rötlich entzündet, jucken unangenehm und schuppen sich. Es gibt keine allgemeingültige Behandlungsmethode. Auch nach einer erfolgreichen Behandlung läßt sich das neuerliche Auftreten der Psoriasis in vielen Fällen nicht verhindern.

Die Grapefruitkerne alleine können die Schuppenflechte nicht heilen, aber sie stellen eine ausgezeichnete Ergänzung zu anderen Behandlungen dar.

Grapefruitkern-Anwendungen

◆ Massieren Sie in die befallenen Hautstellen zweimal täglich Grapefruitkernöl (selbst herstellen oder aus der Apotheke beziehen) ein.

◆ Vor dem Zubettgehen reiben Sie die Partien mit Grapefruitkern-Salbe ein. Diese können Sie selbst herstellen, indem Sie etwa 40-60 Tropfen Grapefruitkern-Extrakt mit 50 ml einer Salbengrundlage (in der Apotheke erhältlich) in einer kleinen Salbendose vermischen.

Was Sie sonst noch tun können

Wenn Sie die Schuppenflechte erfolgreich behandeln wollen, ist es unerläßlich, die Ernährung umzustellen. Tierisches Eiweiß (Fleisch, Milch, Eier usw.) sollte nicht oder nur in geringem Maße auf dem Speiseplan stehen. Nehmen Sie viel Vollwertkost, frisches Gemüse, Obst und Salat zu sich (wichtig sind die Vitamine A und C, aber auch Zink). Hochwertige pflanzliche Öle spielen in der Ernährung bei Schuppenflechte eine wichtige Rolle (Leinöl, Distelöl etc.). Starke Gewürze sollten Sie vermeiden.

Trinken Sie viel Flüssigkeit, um die Schlacken- und Giftstoffe aus dem Körper zu schwemmen. Seelische Mißstimmungen, Streß usw. begünstigen die Entwicklung einer Schuppenflechte. Vermeiden Sie Streß, nutzen Sie Yoga, Autogenes Training, Mentales Training.

Die Bestrahlung mit ultraviolettem Licht, durch Sonne oder Solarium, wirkt sich positiv auf die erkrankten Hautstellen aus. Dabei ist ein Sonnenbrand unbedingt zu vermeiden. Auch die salzhaltige Meeresluft hat eine heilende Wirkung, besonders die des Toten Meeres. Als Alternative sind Bäder, die mit Salzen des Toten Meeres (in der Apotheke erhältlich) angereichert werden, empfehlenswert.

 ## Altbewährte Heilmittel

◆ Eine blutreinigende und beruhigende Wirkung hat folgender Kräutertee: Kamille, Lavendel, Brennessel und Thymian mischen, einen Teelöffel mit 1/4 Liter heißem Wasser aufgießen und 10 Minuten ziehen lassen. Dreimal täglich eine Tasse trinken.

◆ Eine weitere hilfreiche Kräuterteemischung setzt sich aus Berberitze, Schafgarbe und Eichenrinde zusammen. Einen Teelöffel jeden Krautes zusammenmischen, mit 1/4 Liter heißem Wasser aufgießen und 10 Minuten ziehen lassen. Dreimal täglich eine Tasse trinken.

◆ Um die Nebennierenrinde zu einem vermehrten Ausscheiden von körpereigenem Kortison anzuregen, sollten Sie frühmorgens nach dem Aufstehen eine kalte Dusche nehmen.

SONNENBRAND

Wird die Sonne maßvoll genossen, steigert sie das allgemeine Wohlbefinden und zeigt bei bestimmten Krankheitsbildern durchaus eine heilende Wirkung. Zu lange Sonnenbäder führen zu Verbrennungen der Haut und schädigen sie u. U. nachhaltig.

Der Grapefruitkern-Extrakt bringt bei Sonnenbrand Linderung und beugt eventuellen Infektionen vor.

Grapefruitkern-Anwendungen

◆ Zum Einreiben stellen Sie am besten selbst ein Öl her, indem Sie einige Tropfen Grapefruitkern-Extrakt mit etwas Öl verrühren. Für längerfristige oder regelmäßige Anwendungen sollten Sie sich eine größere Menge Grapefruitkernöl auf Vorrat herstellen.

◆ Lindernd wirkt ein Vollbad, dem Sie 20-30 Tropfen Grapefruitkern-Extrakt zusetzen.

Was Sie sonst noch tun können

Besonders zu Beginn der Sommerperiode, aber auch bei Urlauben in fernen, sonnigen Länder, ist es wichtig, vorsichtig mit der UV-Strahlung der Sonne umzugehen. Ein Sonnenbrand ist nicht nur schmerzhaft, sondern kann auch krankhafte Veränderungen der Haut hervorrufen.

Antioxidative Schutzstoffe wie Vitamin A, C, E, Selen und vor allem Betacarotin (in allen roten und gelben Gemüsen) reduzieren den gesundheitsgefährdenden Effekt der Sonnenstrahlen. Viel frisches Obst und Gemüse sollte daher auf Ihrem täglichen Speisezettel zu finden sein.

◆ Kühlend und lindernd wirken Joghurtauflagen. Der Joghurt wird mit den Fingern aufgetragen und leicht einmassiert. Die Auflage sollte erst abgewaschen werden, wenn der Joghurt völlig eingetrocknet ist.

◆ Bei Sonnenbrand haben sich Efeublätter bewährt, die 5 Minuten in siedendes Wasser kommen und anschließend auf die verbrannten Hautstellen aufgelegt werden.

TIERE

Der Grapefruitkern-Extrakt hat in der Tiermedizin das gleiche Anwendungsspektrum wie in der Humanmedizin. Zudem ist er ein ausgezeichnetes Desinfektionsmittel, das bei der Reinigung von Stall und Käfig eingesetzt werden kann.

Verletzungen

Leichtere Verletzungen, Satteldruckstellen oder Hufentzündungen, die sich ein Tier zugezogen hat, können Sie selbst mit Grapefruitkern-Extrakt behandeln. Bei größeren Wunden kann der Grapefruitkern-Extrakt zusätzlich zur ärztlichen Therapie eingesetzt werden.

◆ Mischen Sie einige Tropfen Grapefruitkern-Extrakt mit etwas Wasser. Tragen Sie die Lösung vorsichtig auf die verletzten Hautstellen auf.

◆ Verletzungen, die mit Verbänden behandelt werden müssen, können mit einer Grapefruitkern-Salbe (in der Apotheke erhältlich oder selbst herzustellen) bestrichen werden, bevor man den Verband auflegt.

Parasiten

Tiere, die sich auch oder vorwiegend im Freien aufhalten, werden immer wieder von Parasiten, wie Flöhen, Läusen, Zecken, Ohrmilben oder Parasiten, die sich im Magen-Darm-Bereich einnisten (z. B. Bandwürmer), geplagt.

◆ Stellen Sie ein Grapefruitkern-Shampoo her, indem Sie 30-50 Tropfen Grapefruitkern-Extrakt Ihrem Tierschampoo beimengen. Das Shampoo oder eine adäquate Seife sind natürlich auch im einschlägigen Fachhandel zu erwerben. Gegen Parasiten waschen Sie das Tier wenigstens drei Tage lang zweimal täglich mit dem Grapefruitkern-Shampoo; bürsten Sie das Fell dann kräftig durch.

◆ Bei Ohrmilben mischen Sie 2-4 Tropfen Grapefruitkern-Extrakt unter etwas Öl und betupfen das Ohrinnere mit einem Wattestäbchen, das mit dem Öl getränkt wurde.

◆ Darmparasiten töten Sie mit der innerlichen Anwendung von Grapefruitkern-Extrakt ab. Verwenden Sie Grapefruitkern-Pulver, da Tiere sehr empfindliche Geschmacksnerven haben – es schmeckt weniger bitter. Rühren Sie zweimal täglich die der Körpergröße des Tieres entsprechende Menge Pulver in das Fressen.

Tagesdosen nach Körpergewicht:

Körpergewicht	Extrakt flüssig	Extrakt pulv.
1 kg	0,5 Tropfen	5 mg
2 kg	1 Tropfen	10 mg
5 kg	2 Tropfen	20 mg
10 kg	5 Tropfen	50 mg
20 kg	10 Tropfen	100 mg
30 kg	15 Tropfen	150 mg
40 kg	20 Tropfen	200 mg
50 kg	25 Tropfen	250 mg
60 kg	30 Tropfen	300 mg
70 kg	35 Tropfen	350 mg
80 kg	40 Tropfen	400 mg
90 kg	45 Tropfen	450 mg
100 kg	50 Tropfen	500 mg
150 kg	75 Tropfen	750 mg
200 kg	100 Tropfen	1 g
250 kg	125 Tropfen	1,25 g
300 kg	150 Tropfen	1,5 g

Pilzbefall

Auch bei Tieren können sich die ungeliebten Pilze an verschiedenen Hautstellen festsetzen.

◆ Reiben Sie die befallenen Stellen zweimal täglich mit Wasser ein, dem einige Tropfen Grapefruitkern-Extrakt beigemengt wurde. Zusätzlich tragen Sie Grapefruitkern-Salbe auf. Behandeln Sie auf alle Fälle noch ein paar Tage nach dem offensichtlichen Verschwinden des Pilzes weiter, um ein vollständiges Abtöten des Pilzes zu garantieren.

Hautausschläge, Geschwülste

Hautausschlägen und Geschwülsten ist mit Grapefruitkern-Extrakt gut beizukommen, da es entzündungshemmend und keimtötend wirkt.

◆ Massieren Sie die betroffenen Hautstellen vorsichtig mit einigen Tropfen Grapefruitkern-Extrakt, das mit etwas Wasser vermischt wurde.

◆ Sind größere Hautpartien betroffen, verwenden Sie eine Grapefruitkern-Salbe.

Desinfektion von Stall und Käfig

◆ Eine regelmäßige Desinfektion von Stallungen oder Käfigen ist notwendig, um ungeliebtem Ungeziefer, Bakterien oder Pilzen vorzubeugen. Grapefruitkern-Extrakt erreicht schon in geringen Konzentrationen eine starke Wirkung.

◆ Mischen Sie 30-40 Tropfen mit einem Liter Wasser und reinigen Sie damit die Wände und den Boden des Käfigs oder des Stalls.

VAGINALINFEKTION

Die Verursacher von Infektionen im Genitalbereich sind meist Pilze, Bakterien, Parasiten oder Viren. Die Erreger können vom Sexualpartner, aber auch in öffentlichen Bädern, Saunen oder Toiletten übertragen werden. Zu intensive Intimpflege, die zur Störung des ökologischen Gleichgewichts im vaginalen Bereich führt, kann ebenfalls Auslöser einer Infektion sein.

Aufgrund der hohen Infektionsgefahr müssen Sie peinlichst auf Hygiene achten. Bettzeug, Handtücher und Kleidungsstücke, die mit dem vaginalen Bereich in Berührung kommen, müssen ausgekocht oder desinfiziert (am besten mit Grapefruitkern-Extrakt) werden. Auch eine Mitbehandlung des Partners ist unerläßlich, da sonst die Gefahr einer neuerlichen Infektion droht.

Grapefruitkern-Extrakt ist aufgrund seiner Eigenschaften ein ideales Mittel, um gezielt gegen vaginale Infekte vorzugehen und die beteiligten Erreger zuverlässig abzutöten.

 ## Grapefruitkern-Anwendungen

◆ Mischen Sie etwa 3 Tropfen Grapefruitkern-Extrakt in ein Glas warmes Wasser. Ziehen Sie die Lösung in einer Einmalspritze ohne Nadel (in der Apotheke erhältlich) auf, führen Sie diese vorsichtig ein und spritzen Sie die Lösung ein. In den ersten drei Tagen alle 12 Stunden, danach einmal pro Tag.

◆ Tränken Sie Ihre Tampons mit einer Grapefruitkern-Lösung (wenige Tropfen auf etwas Wasser oder Sesamöl) und wechseln Sie die Tampons alle fünf Stunden.

- ◆ Sie können eine Grapefruitkern-Lösung (wenige Tropfen mit Mandel oder Weizenkeimöl vermischt) dreimal täglich direkt auf die Scheidenwände auftragen.

- ◆ Zur Desinfektion von Handtüchern, Bettzeug und Unterwäsche setzen Sie dem letzten Spülgang etwa 20 Tropfen Grapefruitkern-Extrakt zu.

- ◆ Zur Mitbehandlung des Partners werden einige Tropfen Grapefruitkern-Extrakt mit etwas Wasser vermischt und mit den Händen auf den Penis aufgetragen. Lösung nicht abspülen.

- ◆ Weder der vaginale Bereich noch der Penis darf mit unverdünntem Grapefruitkern-Extrakt behandelt werden (die Gefahr von Hautreizungen ist zu groß).

Was Sie sonst noch tun können

Verzichten Sie auf Seife beim Waschen des vaginalen Bereichs. Verwenden Sie ausschließlich Wasser.

Verwenden Sie ausschließlich Unterwäsche aus Naturfasern, synthetische Fasern stauen Wärme und haben keine schweißaufsaugende Wirkung, wodurch ein ideales Lebensklima für die Pilze geschaffen wird. Sie sollten außerdem auf Zucker verzichten und die Einnahme von Hefeprodukten reduzieren. Bis zum Abklingen der Pilzinfektion ist eine Diät, ähnlich der Diabetesdiät ratsam, um dem Pilz jeglichen zusätzlichen Nährboden zu entziehen. Vermeiden Sie weitgehend Medikamente, besonders Antibiotika oder kortisonhaltige Präparate, sowie Genußmittel (Alkohol, Nikotin), um das ökologische Körpergleichgewicht nicht zu zerstören und das Immunsystem nicht zu schwächen.

Wechseln Sie die Unterwäsche, die desinfiziert oder ausgekocht werden muß, täglich. Legen Sie auf Hygiene den größten Wert.

VERBRENNUNGEN

Kleinere Verbrennungen können Sie selbst mit Grapefruit-kern-Extrakt behandeln. Verbrennungen oder Verbrühungen höheren Grades behandelt der Arzt. Mit Grapefruit-kern-Extrakt kann man Erste-Hilfe-Maßnahmen ergreifen.

Grapefruitkern-Anwendungen

◆ Die verbrannten Hautstellen können mit verdünntem Grapefruitkern-Extrakt (ein paar Tropfen auf etwas Wasser) abgetupft werden.

◆ Die Grapefruitkern-Salbe oder der Grapefruitkern-Hautspray leisten bei Verbrennungen gute Dienste. Beides ist in der Apotheke erhältlich. Die Salbe können Sie selbst herstellen, indem Sie 40-60 Tropfen Grapefruitkern-Extrakt mit 50 ml einer Salbenbasis (in der Apotheke erhältlich) vermischen. Die Salbe sollte man bei Verbrennungen erst nach den Erste-Hilfe-Maßnahmen auftragen.

Was Sie sonst noch tun können

Vor jeder anderen Behandlung halten Sie die verbrannten oder verbrühten Hautpartien unter fließendes kaltes Wasser.

Altbewährte Heilmittel

◆ Auflagen mit frischen Meerzwiebelblättern. Die frischen Blätter der Meerzwiebel werden auf die Wunde aufgelegt und mit einem Verband fixiert. Der Verband sollte jeden Tag gewechselt werden.

WARZEN

Hervorgerufen werden Warzen durch ein Virus, das sich unter der Warze einkapselt. Sie können sich an jeder beliebigen Stelle des Körpers bilden, sind aber völlig harmlos. Es gibt verschiedenste Behandlungsmethoden, um Warzen zum Verschwinden zu bringen, wobei die meisten jedoch nicht besonders wirksam sind.
Grapefruitkerne können die Warzen zum Verschwinden bringen, da sie eine virenabtötende Wirkung haben. Die Behandlung dauert jedoch meist recht lange und erfordert Geduld.

Grapefruitkern-Anwendungen

◆ Betupfen Sie zweimal täglich die Warzen mit reinem Grapefruitkern-Extrakt. Falls es zu Hautreizungen kommt, vermischen Sie das Grapefruitkern-Extrakt mit etwas Wasser.

Was Sie sonst noch tun können

Warzen weisen oft auf ein Ungleichgewicht im Immunsystem hin. Sie sollten viel Vitamin C, Zink und Selen zu sich nehmen, um die Abwehrkräfte des Körpers zu stärken.

Altbewährte Heilmittel

◆ Eine andere erfolgversprechende Maßnahme bei Warzen ist die äußerliche Anwendung mit Schöllkrautsaft. Schöllkrautsaft wird direkt aus dem Stengel der frischen Pflan-

119

ze auf die Warzen geträufelt und muß dort eintrocknen. Aber Vorsicht: Schöllkraut ist giftig und darf auf keinen Fall mit Wunden oder Schleimhäuten in Berührung kommen und auf keinen Fall getrunken werden. Als Alternative können Sie die homöopathische Urtinktur von Schöllkraut (Chelidonium) verwenden.

◆ Die regelmäßige Einnahme von Echinacea-Tinktur stärkt das Immunsystem.

◆ Ein altes Hausmittel ist das Abbinden der Warzen, wobei ein dünner, kräftiger Bindfaden um die Wurzel der Warze gebunden wird. Nach einiger Zeit stirbt die Warze ab.

WUNDEN

Blutende Wunden müssen mit einem Verband oder Pflaster erstversorgt werden. Als begleitende Maßnahme können verschiedene Naturheilmittel angewendet werden, die den Heilungsprozeß vorantreiben. Kleinere Verletzungen, wie Hautabschürfungen oder Schnittverletzungen, können mit dem Grapefruitkern-Extrakt behandelt werden. Obwohl gerade diese Verletzungen nicht behandlungsbedürftig erscheinen, ist eine sofortige Desinfektion angeraten. Größere Verletzungen können zwar mit dem Grapefruitkern-Extrakt desinfiziert werden, sollten danach aber sofort von einem Arzt behandelt werden.

Grapefruitkern-Anwendungen

◆ Größere Wunden werden zuerst mit einer 10%-igen Grapefruitkern-Lösung ausgewaschen. Anschließend wird ein Verband angelegt, der mit verdünntem Grapefruitkern-Extrakt getränkt ist.

◆ Auch kleinere Wunden lassen sich sehr gut mit Grapefruitkern-Extrakt versorgen, indem man ein paar Tropfen des Extrakts mit etwas Wasser verdünnt und vorsichtig auf die Wunde aufträgt. Grapefruitkern-Extrakt sollte nie unverdünnt verwendet werden. Eine gute Alternative ist der Grapefruitkern-Spray, der im Handel erhältlich ist.

Was Sie sonst noch tun können

Sollte die Wundheilung nicht wie gewünscht voranschreiten oder es zu einer Wundinfektion kommen, suchen Sie sofort

Ihren Arzt auf. Wenn die Wunde zu groß ist, muß sie genäht werden. Um den anschließenden Heilungsprozeß voranzutreiben, können Sie die Narbe mit Grapefruitkern-Extrakt weiterbehandeln.

 ───────── **Altbewährte Heilmittel** ─────────

◆ Innerlich kommt Arnikatee zur Anwendung. Gießen Sie 1/4 Liter heißes Wasser auf zwei Teelöffel Arnikakraut auf, und lassen Sie den Tee 10 Minuten lang ziehen. Seihen Sie ab, trinken Sie drei Tassen täglich.

◆ Auflagen mit frischen Meerzwiebelblättern. Die frischen Blätter der Meerzwiebel werden auf die Wunde aufgelegt und mit einem Verband fixiert. Der Verband sollte jeden Tag gewechselt werden.

Zahnschmerzen, Karies, Plaque

Zahnschmerzen kommen meist dann, wenn kein Zahnarzt da ist. Man versucht dann besonders erfinderisch, den Zahnschmerz mit allen möglichen Mitteln zu lindern und bewirkt damit meist genau das Gegenteil.

Plaque ist ein bakterieller Zahnbelag, der für die Bildung von Parodontose und Karies verantwortlich gemacht wird. Das bloße Putzen der Zähne bringt den Zahnbelag meist nie ganz zum Verschwinden, und so können hier die antibakteriellen Wirkstoffe der Grapefruitkerne helfend eingreifen. Bei regelmäßiger Anwendung sind sie in der Lage, den bakteriellen Zahnbelag zu neutralisieren und damit auch vor Karies und Parodontose zu schützen.

Grapefruitkern-Anwendungen

◆ Betupfen Sie den schmerzenden Zahn und das umliegende Zahnfleisch mit Grapefruitkern-Extrakt, der in Wasser aufgelöst wurde (etwa 10 Tropfen auf ein Glas Wasser).

◆ Vorbeugend gegen Plaque können Sie Grapefruitkern-Spülungen vornehmen, wobei Sie 10 Tropfen Grapefruitkern-Extrakt in ein Glas mit warmem Wasser mischen.

◆ Verwenden Sie Grapefruitkern-Zahnpasta oder 1-2 Tropfen Extrakt direkt auf die feuchte Zahnbürste.

◆ Regelmäßige Spülungen mit einem Grapefruitkern-Mundwasser (10 Tropfen auf ein Glas Wasser) entfernen und verhindern Zahnbelag. Außerdem werden die Zähne schön weiß.

◆ Da sich im Laufe der Zeit in der Zahnbürste Bakterien entwickeln, die aus dem Mundbereich stammen und für die Plaquebildung verantwortlich sind, sollte die Zahnbürste regelmäßig desinfiziert werden. Richten Sie ein Glas Wasser, dem Sie 10 Tropfen Grapefruitkern-Extrakt zusetzen, und stellen Sie die Zahnbürste für etwa 15 Minuten in das Glas oder lassen Sie die Bürste bis zum nächsten Zähneputzen im Glas. Die Zahnbürste muß vor jedem Zähneputzen mit klarem Wasser abgespült werden, um die abgetöteten Bakterien auszuschwemmen. Erneuern Sie den Inhalt des Glases alle paar Tage.

 ## Was Sie sonst noch tun können

Bei Zahnschmerzen sollten Sie den Zahn unbedingt in Ruhe lassen, ihn nicht mit dem Zahnstocher bearbeiten oder sich mit kalten Packungen kurzfristig Erleichterung verschaffen. Durch die ständigen Reizungen verschlimmert sich der Schmerz immer mehr.

 ## Altbewährte Heilmittel

◆ Nelkenöl wirkt ausgezeichnet bei Zahnschmerzen, wenn es direkt auf den kariösen Zahn und auf das umliegende Zahnfleisch aufgetragen wird. Einen ähnlichen Effekt hat eine Gewürznelke, die in das Zahnloch gesteckt wird.

◆ Folgender Tee hat sich bei Zahnschmerzen bewährt: Arnika, Eichenrinde und Tormentillwurzel mischen. Zwei Teelöffel der Mischung werden mit heißem Wasser übergossen. Lassen Sie den Tee 10 Minuten lang ziehen, und seihen Sie dann ab. Trinken Sie von dem Tee schluckweise über den ganzen Tag verteilt.

ZAHNFLEISCHENTZÜNDUNG

Zahnfleischprobleme sind unter der westlichen Bevölkerung keine Seltenheit. Die Plaque-Bakterien bilden Stoffwechselprodukte, die das Zahnfleisch angreifen. Eine Entzündung des Zahnfleisches, die von Rötungen und Blutungen begleitet wird, kann bei chronischem Verlauf zur Parodontose führen. Das Zahnfleisch bildet sich zurück und kann den Zähnen keinen Halt und Schutz mehr bieten. Bei starker Parodontose ist ein verstärkter Karies-Befall der Zähne zu beobachten.

Grapefruitkerne eignen sich gut zur Behandlung von Zahnfleischproblemen, da sie entzündungshemmend und keimtötend wirken. Auch Pilze im Mundbereich werden durch die Wirkstoffe des Grapefruitkerns abgetötet.

Grapefruitkern-Anwendungen

◆ Massieren Sie das entzündete Zahnfleisch zweimal täglich mit verdünntem Grapefruitkern-Extrakt (1:1).

◆ Mundspülungen mit einer Grapefruitkern-Lösung wirken im ganzen Mundbereich. Mischen Sie 10 Tropfen Grapefruitkern-Extrakt in ein Glas mit warmem Wasser, und verrühren Sie die Lösung. Spülen Sie 2-3mal täglich.

◆ Zähneputzen mit einer Grapefruitkern-Zahnpasta oder 1-2 Tropfen Grapefruitkern-Extrakt direkt auf die feuchte Zahnbürste.

Die regelmäßige Pflege der Zähne und des Zahnfleisches ist unbedingt notwendig, um einer Zahnfleischentzündung und deren Folgeschäden vorzubeugen. Bei Zahnfleischschwund muß das Zahnfleisch mit verdünntem Grapefruitkern-Extrakt in Richtung Zahn massiert werden. Salzhaltige und stark gewürzte Speisen müssen vermieden werden. Alkohol und Kaffee sollten Sie streichen. Essen Sie viel Obst, Rohkost und Vollkornprodukte.

Wichtig für die Abwehrfunktion der Schleimhaut sind die Vitamine A, C und E sowie Zink und Selen.

 ## Altbewährte Heilmittel

◆ Nelkenöl wirkt ausgezeichnet bei Zahnschmerzen, wenn es direkt auf den kariösen Zahn und auf das umliegende Zahnfleisch aufgetragen wird. Einen ähnlichen Effekt hat eine Gewürznelke, die in das Zahnloch gesteckt wird.

◆ Folgender Tee hat sich bei Zahnschmerzen bewährt: Arnika, Eichenrinde und Tormentillwurzel mischen. Zwei Teelöffel der Mischung werden mit heißem Wasser übergossen. Lassen Sie den Tee 10 Minuten lang ziehen, und seihen Sie dann ab. Trinken Sie von dem Tee schluckweise über den ganzen Tag verteilt.

Adressen

von zahlreichen Grapefruitkernextrakt-Lieferanten erhalten Sie direkt vom Verlag Rufen Sie uns an oder schreiben Sie uns! Verlag Peter Erd, Gaißacher Straße 18, 81371 München Tel. (089) 725 30 04, Fax (089) 725 01 41

Literaturhinweise

Alternative Medicine Digest: »Grapefruit Seed Extract - A Multipurpose Natural Antibiotic«, (Natural Pharmacy), USA, No. 22, 1994

CANDAN, AYPAR, DR.: »Krankmachende Pilze, Viren & Bakterien. Was tun?«, M.O. Klein KG Verlag, Heimertingen, 1997

CANNON: »Teufelskreis-Wenn Antibiotika krank machen«, Bircher-Brenner Verlag, Bad Homburg, 1995

CLARK, HULDA REGEHR, DR.: »The Cure for all Cancers-With 100 Case Histories«, ProMotion Publishing, San Diego 1993

FIORENTIN, L. et al: »Growth inhibition moulds of the group Aspergillus flavus by grapefruit seed extract«, Arquivo Brasileiro de Medicina Veterinaria e Zootecnia, Portugal 1991

GUZEK, Gaby, Lange, Elisabeth: »Pilze im Körper – Krank ohne Grund«, Südwest-Verlag, München, 1995

HEIDEKLANG, Christine: »Ursachen und Behandlung von Mykosen«, Knaur Verlag, München, 1995

KUSHNER-RESNICE, SUSAN: »Grapefruit Seed Extract-Natural Antibiotic«, East-West-Nat. Health Magazine, 1992

SACHS, ALLEN, DR MED.: »Grapefruit Seed Extract-The Swiss Army Knife of Germ Control«, Health Store News, USA, 1993

SHARAMON, SHALILA, BAGINSKI, BODO J.: »Das Wunder im Kern der Grapefruit«, Windpferd Verlag, Aitrang, 1996

Die ABC-Reihe:
Nachschlagen und sofort Rat finden

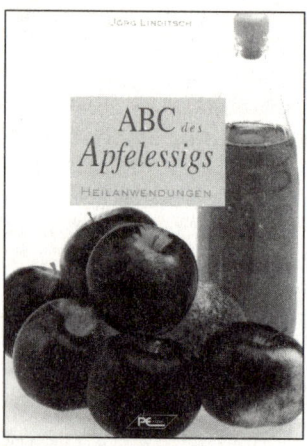

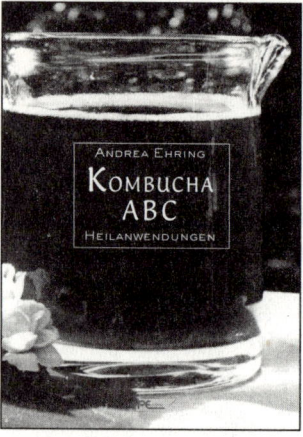

Linditsch,
ABC des Apfelessigs
ISBN 3-8138-0461-5

Ehring
Kombucha-ABC
ISBN 3-8138-0449-6

● Die Anwendungen sind von A-Z angeordnet und bieten die schnellste Information für jedes Bedürfnis!

● Zu jeder Anwendung werden zusätzliche Tips aus anderen Bereichen des Alternativen Heilens geboten.

● Die Umschlagklappen enthalten praktische Übersichtstabellen!

Bücher aus dem Peter-Erd-Programm finden Sie im Buchhandel.
Fordern Sie das kostenlose Gesamtverzeichnis an bei:
Verlag Peter Erd, Gaißacher Straße 18, 81371 München
Tel. (089) 725 30 04, Fax (089) 725 01 41